D1714959

Medical Spanish Made Easy

Dr A B Anup, MD

MBBS, MD (Int Med)
DBM, DBA (Manag - UK)
MRCP (Int Med - UK)
BCIM (Int Med - USA)

Assistant Professor of Medicine
New York Medical College
Valhalla, New York

Attending in Medicine
Lincoln Hospital
Bronx New York NY

For Reference

Not to be taken from this room

Copyright 1997 by A B Anup

United States library of Congress number   97-93311

ISBN number 0-9657083-0-6

International Edition

Published by : A B Anup

 Printed in   :   New York, United States of America

Written by -

A B Anup, MD MRCP

R Joshi, MD MRCOG

Translated by -

A Levine, MD

Disclaimer

Every effort has been made to
ensure that the information in
this book is as accurate and as
up to date as possible. However,
for the sake of simplicity some
words and sentences are
oversimplified. You are
recommended to consult a
standard English Spanish text
book for further explanations.

Neither the author, nor the publisher,
nor the editor can accept any legal
responsibility for an error or ommission
that may have occured.

From The Author

of

'Arterial Blood Gas Analysis
Made Easy'

Dedicated to

All my Spanish Speaking Patients

in the hope

that their doctors will understand them better !

How To Get The Most From This Book

The purpose of this book is not to turn you into experts in Spanish conversation but is to initiate the basics on which you will build your future Spanish vocabulary. The same holds true for the pronunciation of these words. The book will not make you a master of Spanish but will expose you to basic words and sentences of medical spanish.

Fortunately, many words in Spanish and English are similar. As a result you can very easily learn about 30 words of Spanish every day. The words you feel difficult, different or unusual; you should highlight and this way you will be able to learn all 1000 words given in this book.

Read the whole book two or three times in your free time. Each reading should not take more than an hour. In sections dealing with asking questions with the patient corresponding English and Spanish words are highlighted. This will help you learn some commonly used Spanish words. Even before you approach the patient, know the numbers, days and months given in the beginning of section I. Learn sections I and II before going to section III.

When you go to section III you may either take an approach based on symptoms or one based on systems. I personally prefer the approach based on symptoms. Continue to use the approach you are already using when you talk to your English speaking patient.

It is recommended that if you have some time you should ask your new patients as many questions as applicable to the situation. This will prepare you in about a month to start taking history in Spanish without looking at this book. Also, it will give you the foundation to build your future spanish on.

One of the problems faced while starting a conversation in a new language is that although you learn to ask questions, you can not understand the answers given by the patient. One way to overcome this problem is to ask questions which invite a 'Yes' or 'No' as an answer. For clinical reasons this is not the best practice and should be discontinued as soon as you start understanding the patient's answers in Spanish. Luckily, most spanish patients can speak a few words of English while answering a question; although they do not understand the question if asked in English.

Learning of Spanish will become much more enjoyable if you keep adding more words to your vocabulary and for that purpose extra space is provided where you can add new words. Avoid adding words and sentences to this book prematurely as chances are that you will find what you are going to add in some other section of the book. Read the book at least twice before you start adding any new words.

I wish you the best in your endeavour to learn this beautiful language.

A B Anup, MD
March 10th 1997

Basics of Spanish

There are 28 letters in spanish : a, b, c, ch, d, e, f, g, h, i, j, k,l, ll, m, n, ñ, o, p, q, r, rr, s, t, u, v,w, x, y, z. Vowels are a, e, i, o, u. Rest are consonants.

Basics of Spanish pronunciation -

1. Speak slowly and clearly.
2. Each and every letter is clearly pronounced. There are a few exceptions only e.g. 'H'

Pronunciation in Spanish

a	Like a in f<u>a</u>ther, c<u>a</u>sa (house)
b	Softer than English
c	Like 'k' if c is before a, o ,u or consonants
	Like 'th' in think if before e. i
ch	Like 'ch' in choose
d	softer, sounds more like th
f	same as f in english
g	mostly like 'g' as in gas
	if g precedes e or I it sounds like j. However, if u is present between g and e or I g is spoken as g.
H	is mostly silent

j	spoken as 'ch'
l	like 'l' in leave
ll	sounds like 'y'
m	same as in english
n	same as in english
ñ	as 'ny' in canyon
p	sounds as in english
q	sounds like 'K'
r	sounds like 'r' in caramel
s	sounds like 'ss' in essence
t	sounds stronger than t in english
v	sounds like english 'b'
x	sounds like 's', 'ks' or 'gs'
y	sounds like 'y' in the english word year
z	sounds like 's'. Before e or I sounds like c

1. Words ending with a vowel or n or s stress next to last syllable e. g. padre (father)
2. In words ending in consonant other than n or s last syllable is stressed e.g. papel (paper)
3. Words spoken in violation of the above rules have accent written on the stressed syllable e.g. café

"The" article varies depending on the word that follows it. It has many forms

Masculine		Feminine	
Singular	Plural	Singular	Plural
él	los	la	los
un	unos	una	unas

NOUNS - Words can be masculine or feminine.

Masculine names end in e, y, o, u. Masculine names also include names of days of the week, months, rivers, oceans and mountains e.g. hombré (man), Lunes (Monday), Enero (January)

Names of female beings and words ending in tad, dad, umbre, ián are all feminine e.g. ciudad (city), mujer (woman)

Do not try to cram every word in this book but try to understand them. That way you will be able to form new sentences in Spanish on your own about topics not even mentioned in this book.

INTRODUCTION

1.   To make it less confusing the question marks are not used in the following pages. In written English there is a question mark (?) at the end of the question. e.g. What is this?
In written Spanish there is also an inverted question mark at the beginning of the sentence e.g.   ¿Que es esto?

2   Common words have been highlighted in English part of the section. Their corresponding Spanish translation is highlighted, too. This will help you learn many new Spanish words.

3.   Unusual pronunciation of Spanish words are written in italics after that word.
eg. Que (*Kae*), llora(*jora*).

4.   Depending on the part of the world that the patient came from, there can be slight to significant variations in pronounciation of the Spanish words. You should be aware of that. In this book we have tried to focus on Spanish from the Central America and the Carribean, where most of our patients come from.

Section 1
Commonly Used Words

Section II
Common Words
A to Z

Section III
Common Sentences

Section I

Common Words

English - Spanish

Numbers = numero

0	= cero	25	= veinticinco
1	= uno	26	= veintiseis
2	= dos	27	= veintisiete
3	= tres	28	= veintiocho
4	= cuatro	29	= veintinueve
5	= cinco	30	= treinta
6	= seis	31	= treintiuno
7	= siete	32	= treintidos
8	= ocho	33	= treintitres
9	= nueve	40	= cuarenta
10	= diez	50	= cincuenta
		55	= cincuentiuno
11	= once	60	= sesenta
12	= doce	62	= sesenta y dos
13	= trece	63	= sesenta y tres
14	= catorce	67	= sesenta y siete
15	= quince	70	= setenta
16	= dieciseis	80	= ochenta
17	= diecisiete	90	= noventa
18	= dieciocho	100	= cien
19	= diecinueve		
20	= veinte	120	= ciento veinte
		200	= dosientos
		300	= trecientos
		800	= ochocientos
		900	= novecientos
		1000	= mil
		10,000	= diez mil
		1,000,000	= un millón

Numbers can either be written as twenty one (veintiuno) or as twenty and one (veinte y ono). Later method is easier, specialy for the beginner.

21	= veintiuno	Half	= medio, media
22	= veintidos	Quarter	= un cuarto
23	= veintitres	Double	= doble
24	= veinticuatro		

Time = tiempo

Second	= segundo/a
Minute	= minuto
Hour	= hora
Day	= dia
Week	= semana
Month	= mes
Year	= año
Morning	= mañana
Afternoon	= tarde
Evening	= noche
Night	= noche
Today	= hoy
Yesterday	= ayer
Day before	= anteayer
Tomorrow	= mañana
Day after	= pasado mañana

Days = dias

Monday	= lunes
Tuesday	= martes
Wednesday	= miercoles
Thursday	= jueves
Friday	= viernes
Saturday	= sabado
Sunday	= domingo

Months = meses

January	= enero
February	= febrero
March	= marzo
April	= abril
May	= mayo
June	= junio
July	= Julio
August	= agosto
September	= septiembre
October	= octubre
November	= noviembre
December	= diciembre

Weathers = clima

Rain	= lluvia
Summer	= verano
Winter	= invierno
Spring	= primavera
Autum	= otoño

Recent Years = años recientes

97	= noventisiete
96	= noventa y seis
95	= noventicinco
94	= noventicuatro
93	= noventitres
92	= noventidos
91	= noventiuno (i.e. ninetyone. Same as uno y noventa which means one and ninety)
90	= noventa
89	= ochenta y nueve
88	= ochenta y ocho
87	= ochenta y siete

Colors = colores

Black	=	negro
Blue	=	azul
Green	=	verde
Grey	=	gris
Red	=	rojo
White	=	blanco

Relations = relaciones

Father	=	papá / padre
Mother	=	mamá / madre
Sister	=	hermana
Brother	=	hermano
Wife	=	esposa
Husband	=	esposo
Son	=	hijo
Daughter	=	hija
Neighbour	=	vecino
Friend	=	amigo
Family	=	familia
Divorced	=	divorciado(a)
Parents	=	los padres

Common adjectives = adjetivos comunes

Much, many	=	mucho
Very	=	muy
Less	=	menos
More	=	más
Better	=	mejor
Worse	=	peor

Common questions = Pregontas comunes

Are you	=	está usted
Why	=	por qué
Does your	=	es su / suyo
Do your	=	es suyo
Can I	=	puedo
He has it	=	el lo tiene
When	=	cuando
How much	=	cuanto
For how long	=	desde cuando

Common commands = comandos comunes

You have to	=	usted tiene que
You should	=	usted debe
It is necessary	=	es necessario
You need	=	necesita
I have to	=	tengo que
You must	=	usted debe
I am	=	soy / estoy
You are	=	eres / estás
I have	=	yo tengo
You have	=	tú tienes
Do you have	=	tiene usted

Add here :

Parts of body = partes del cuerpo

Abdomen	= abdomen
Ankle	= tobillo
Anus	= ano (año = year)
Arm	= brazo
Back	= espalda
Bladder	= vejiga
Bone	= hueso
Brain	= cerebro
Breast	= seno
Buttocks	= nalgas
Cervix	= cuello de matriz
Cheek	= mejilla
Chest	= pecho
Ear	= oído
Elbow	= codo
Esophagus	= esófago
Eye	= ojo
Face	= cara
Finger	= dedo
Foot	= pie
Gallbladder	= vesiculobilliar
Hand	= mano
Head	= cabeza
Heart	= corazón
Hip	= cadera
Intestine small	=intestino delgado
Jaw	= mandibula
Kidney	= riñón
Knee	= rodilla
Larynx	= laringe
Leg	= pierna

Lip	= labio
Liver	= higado
Lungs	= pulmones
Mouth	= boca
Muscle	= músculo
Neck	= cuello
Nose	= naríz
Ovary	= ovario
Pancreas	= páncreas
Pelvis	= pelvis
Penis	= pene
Prostate	= próstata
Rectum	= recto
Rib	= costilla
Scrotum	= escroto
Shoulder	= hombro
Sinus	= senos faciales
Skin	= piel
Skull	= cráneo
Spine	= espina dorsal
Spleen	= bazo
Stomach	= estómago
Teeth	= dientes
Testicles	= testículos
Thigh	= muslo
Throat	= garganta
Thumb	= pulgar
Thyroid	= tiroides
Toe	= dedo del pie
Tongue	= lengua
Trachea	= tráquea
Uterus	= útero
Vagina	= vagina (vahina)
Vulva	= vulva
Wrist	= muñeca

Common Medical terms

AIDS	= SIDA
Analgesic	= analgésico
Antacid	= antiácidos
Antibiotic	= antibióticos
Appendicitis	= apendicitis
Arthritis	= artritis
Aspirin	= aspirina
Asthma	= asma
Blood pressure	= presión (sangre)
(High)BP	= presión alta
(Low) BP	= presión baja
Bronchitis	= bronquitis
Bruise	= moretón/morado
Burn	= quemadura
Chicken pox	= varicela
Chlamydia	= clamidia
Concussion	= conmoción
Condom	= condón
Cortisone	= cortisona
Cut	= cortada
Dizziness	= mareos
Fracture	= fracturas
Gangrene	= gangrena
German measels	= rubeola
Gout	= gota
Heart attack	= ataques del corazón
Heart murmur	= soplo
Hernia	= hernia
Hemorroids	= hemorroides
Hypoglycemia	= hipoglicemia
Hyperthyroidism	= hipertiroidismo
Hypothyroidism	= hipotirodismo
Hystrectomy	= histerectomía
Ileostomy	= ileostomía
Influenza	= gripe
Injury	= lesión, herida
Jaundice	= ictericia
Leukemia	= leucemia
Measles	= sarampión
Migraine	= migrañas
Mumps	= paperas
Neuralgia	= neuralgia
Poisoning	= envenenamiento
Bleach	= cloro
Cocain	= cocaina
Cyanide	= cianuro
Detergent	= detergentes
Heroin	= heroina
Insecticide	= incecticida
Kerosene	= querosina
Lead	= plomo
Mushroom	= hongos
Snake / spider	= víbora / arañas
Bite / poison	= mordisco/veneno
Toiletcleaner	= limpiador de baños
Rabies	= rabia
Removal	= extirpacion
Rupture	= rotura
Syphilis	= sifilis
Lice	= piojos
Tetanus	= tétano
Tuberculosis	= tuberculosis
Typhoid	= tifoidea
Typhus	= tifo
Worms	= lombrices
Wound	= herida

Food related =
Relaciona a los alimentos

Meals = Comidas

Breakfast	= desayuno
Dinner	= merienda
Lunch	= almuerzo
Food	= alimento
Spoiled food	= comida podrida

Food items = Alimentos

Apple	= manzana
Apricot	= durazno
Bacon	= tocino
Barbeque	= azado
Banana	= banano
Beans	= frijoles
Beef	= carne de vaca
Beer	= cerveza
Bread	= pan
Biscuits	= galleta
Butter	= mantequilla
Cabbage	= repollo
Cake	= biscocho
Carrot	= zanahoria
Celery	= ápio
Cheese	= queso
Chicken	= pollo
Chocolate	= chocolate
Coffee	= café
Cookies	= galletas
Cucumber	= pepino

Egg	= huevos
Eggplant	= berenjena
Fruit	= frutas
Fish	= pescado
Juice	= jugo
Lamb	= borrego
Lemon	= limón
Meat	= carne
Milk	= leche
Oil	= aceite
Oranges	= naranjas
Pear	= pera
Pepper	= pimiento
Pie	= pastel
Popcorn	= palomitas de maiz
Pork	= puerco
Potato e / s	= papa / s
Prune	= ciruelas
Raisins	= pasas
Rhubarb	= ruibarbo
Rice	= arroz
Salt	= sal
Skimmed	= descremada
Sodas	= refrescos
Soup	= sopa, caldo
Spices	= especias
Spinach	= espinaca
Tea	= té
Tea with milk	= té con leche
Wheat	= trigo
Whisky	= whisky
Wine	= vino
Yoghurt	= yogurt

Section II

English - Spanish

A - Z

A

A	= un, una
Abortion	= aborto
According	= de acuerdo
Acid	= ácido
Admit	= admitir
After	= después
After drinking	= después de tomar
After food	= después de comer
After meal	= después de la comidas
Afternoon	= tarde
Again	= otra véz (Another time)
Against	= contra
Age	= edad
AIDS	= SIDA
Air	= aire
Alcohol	= alcohól
All	= todo
Alligator	= lagarto
Almost	= casi
Alone	= solo
Already	= ya
Always	= simpre
Ambulate	= caminar
Amputation	= amputación
Analgesic	= analgésico
And	= y
Anaemia	= anemia
Angry	= enfadado / enojado
Ankle	= tobillo
Another	= otro
Answer	= pregunta
Antibiotics	= antibióticos
Anus	= ano
Any	= alguna
Anytime	= cualquier tiempo
Appendectomy	= apendicéctomia
Appendicitis	= apendicitis
Appetite	= apetito
April	= abril
Arm	= brazo
Artery	= arteria
Aspiration	= aspiración
Aspirin	= aspirina
Associated	= asociado
Asthma	= asma
At	= en el
Atherosclerosis	= aterosclerosis
Attacks	= ataques
August	= agosto
Aunt	= tia

B

Back	= espalda
Bacon	= tocino
Bad	= mal
Balance	= equilibrio
Ball	= pelota
Baloon	= globo
Banana	= banano
Bandage	= curita
Base	= base
Bath	= baño

Bathing	= bañarse	Blood transfusion =	
Bathroom	= baño		transfusión de sangre
Bathtub	= bañera	Blood vessel	= vasos sanguineos
Battery	= batería / pilas	Blue	= azul
Beach	= playa	Blurred	= borroso
Because	= porque	Body	= cuerpo
Bed	= cama	Boil	= hervir
Bedpan	= basin	Bone	= hueso
Bedroom	= dormitorio	Boneless	= sin hueso
Bee sting	= picadura de	Bony	= huesudo
	abeja	Book	= libro
Beef	= carne de vaca	(ef. magazine = revista)	
Beer	= cerveza	Born	= nacer
Before	= antes	Bother	= molestar
Before eating	= antes de comer	Brother	= hermano
Better	= mejor	Boy	= muchacho
Between	= entre	(ef. child = niño)	
Biopsy	= biopsia	Brain	= cerebro
Birds	= pájaros	Branch	– rama
Birth	= nacimiento	Bread	= pan
Bite	= morder	Break	= parar, romper
Black	= negro	Breakfast	= desayuno
Bladder	= vejiga	Breast	= seno, pecho
Blanket	= cobiga / frazada	Breast exam	= examen del seno
Bleach	= cloro	Breath (to)	= respirar
Bleeding	= sangrando	Bright	= brillante
Blind	= ciego	Bring	= traer
Bloating	= gas en el (gas in	Bring your medicine	
	the stomach) estomago		= traiga su medicina
Block	= blocks	Bronchitis	= bronquitis
Blond	= rubio	Brother	= hermano
Blood	= sangre	Brown	= café
Blood bank	= banco de sangre	Bruise	= moretón/morado
Blood thinner	= arralar la sangre	Bullet	= bala
		Burn	= quemadura

Burning	= arde, ardor		Cause	= causa
Bus	= autobus		Cave	= cueva
But	= pero		Cell	= celda
Butter	= mantequilla		Centimeter	= centímetro
Buttock	= nalga		Central	= central
Buy	= comprar		Certain	= seguro
By	= por		Cervix	= cervix
			Chair	= silla

C

			Change	= cambiar / o
Cabbage	= repollo *(repoyo)*		Cheap	= barato
Cesarian	= cesarea		Cheek	= mejilla
Cafeteria	= cafeteria		Cheese	= queso
Cake	= biscocho		Chemical	= químico
Calculate	= calcular		Chemotherapy	= quimoterapia
Calendar	= calendario		Chest	= pecho
Calf	= pantorilla		Chest pain	= dolor de pecho
Call	= llamar / llamada		Chew	= masticar
Calm	= calmese		Chewing	= masticando
Calorie	= caloría		Chicken	= pollo *(poyo)*
Can	= envase		Child	= niño
Can not	= no puedo		Chills	= escalofrios
Cancer	= cancer		Chilly	= frío
Car	= carro		Chin	= barba
Card	= tarjeta		Chocolate	= chocolate
Cardiology	= cardiología		Cholestrol	= colesterol
Care	= cuidado		Choose	= escoger
Careful	= cuidadoso		Cigaretts	= cigarrillos
Carpet	= alfombra		Circumcise	= circuncidar
Carrot	= zanahoria		Citizen	= ciudadano
Cat	= gato		City	= ciudad
Cataract	= catarata		Clean	= limpio
Catheterize	= cateterizar		Clear	= claro
Cattarh	= catarro		Clinch	= alcanzar
			Clot	= cuágulo
			Clothes	= ropa

Cloudy	= turbia, turbio	Corridor	= pasillo
Cocaine	= cocaina	Costs	= costos
Coffee	= café	Cotton	= algodón
Cold	= frío	Cough	= tos
Cold	= resfriado	Country	= país
Collapse	= colapso	Crab	= cangrejo
Colorless	= sin color	Crack cocaine	= cocaina
Colonoscopy	= colonoscopía	Cradle	= cuna
Colostomy	= colostomía	Cramp	= calambre
Comb	= peinar, peine	Crazy	= loco
Come (to)	= venir	Cream	= crema
Come (you)	= venga	Crutch	= muleta
Come	= viene	Crushing	= aplastante
Come here	= ven aca	Cry	= llorar* *(jorar)*
Come in	= pase	CT scan	= tomografia axial
Come to ER	= venga a la emergencia	Culture	= cultura
		Cup	= copa
Comfortable	= cómodo	Curable	= curable
Complaints	= quejas	Curd	= cuajada
Compliance	= acatar	Cure	= remedio
Consciousnes	= consiente	Current	= actual
Condition	= condición	Cut	= cortdura
Confirm	= confirmar	Cyst	= quiste
Confused	= confundido		
Constantly	= constantemente	**D**	
Constipation	= estreñido/a (you/I)		
Consume	= consumir	Dad	= papá / papi
Continence	= continencia	Daily	= diario
Continuous	= contínuo	Dance	= baile
Controlling	= controlar	Dandruff	= caspa
Contusion	= contusión	Dangerous	= peligroso
Cookie	= galleta	Dark	= oscuro
Coordination	= coordinación	Date	= fecha
Corn	= maíz	Date of birth	=fecha de nacimiento

Day / s	= día / s	Distance	= distancia
Day after tomorrow =		Diurnal	= diurno
	pasado mañana	Diver	= buzo
Day before yesterday = antier		Divorced	= divorciado
Deaf	= sordo / a	Dizziness	= mareos
Deceased	= fallecido	Dizzy	= mareado
December	= diciembre	Do	= hacer
Decide	= decidir	Do you	= usted
Decrease	= disminuir	Doctor	= médico / doctor
Deep	= profundo	Dog	= perro
Deer	= venado	Dollar	= dólar
Defecation	= defecación	Domestic	= doméstica
Deficiency	= deficiencia	Door	= puerta
Dentist	= dentista	Double	= doble
Depress	= deprimido	Down	= abajo
Dermatology	= dermatología	Dream	= sueño
Describe	= describir	Dress	= vestido
Diabetes	= diabetes	Drink	= bebida
Diaphragm	= diafragma	Drop	= gota
Diarrhea	= diarrea	Drowning	= ahogarse
Diet	= dieta	Drowsy	= somnoliento
Difficult	= dificil	Drug	= drogas
Difficult	= dificultad	Drunk	= borracho
Digest	= digerir	Dull	= aburrido / romo
Digestion	= digestión	Dumb	= estúpido
Dilate	= dilatar	Duodenum	= duodeno
		Dust	= polvo
Dine(to)	= cenar	DVT	= trombo venoso
Dinner	= cena	Dysentry	= disentería
Dirt	= polvo / sucio	Dysphagia	= disfagia
Discharge	= dar de alta	Dyspnea	= disnea
Discharge today= de alta hoy			
Discharge	= flujo	*Add here :*	
Dislocation	= dislocación		
Dislodge	= desalojar		

E

Each	= cada
Ear	= oreja
Ear drop	=gotas para el oído
Eardrum	= tímpano
East	= este
Easy	= fácil
Eat (they)	= comar / comen
Eat (you)	= coma / comé
Eating	= comer
Edema	= edema
Effort	= esfuerzo
Egg	= huevo
Eight	= ocho
Either	= tampoco
Ejaculate	= eyacular
Elbow	= codo
Electocardiogram	
	= electrocardiograma
Elevate	= elevar
Elevator	= elevador
Else	= otro
Embolism	= embolia
Emphysema	= enficema
Enema	= enema
Engineer	= ingeniero
England	= Inglaterra
English	= inglés
Enlarged	= agrandado
Enough	= suficiente
Enter	= entrada
Epilepsy	= epilepsia
Epistaxis	= epistaxis

Erect	= erecto
Erection	= erección
Esophagus	= esófago
Euphoria	= euforia
Eustachion	= eustaquio
Evacuation	= evacuación
Evening	= tarde
Ever	= siempre
Every	= cada
Every day	= a diario
Exact	= exacto
Exam	= examen
Exercise	= ejercicio
Exhaust	= cansado
Exit	= salida
Explain	= explicar
Extensive	= extenso
Eye	= ojo
Eyebrow	= ceja
Eyelash	= pestaña
Eyelid	= párpado
Every (hour)	= cada (hora))
Eyes	= ojos *(ohos)*
Eyesight	= vista

F

Face	= cara
Fact	= hecho
Fail	= fracasar
Failure	= falla
Faint	= desfallecido
Faith	= fé
Fall	= caída

Fall down	= caerse
Fallopian tubes	= trompas de falopio
Family	= familia
Famous	= famoso
Farther	= padre
Fast	= rápido, ayuno
Fat	= grasa, gordo
Father-in-law	= suegro
Fatigue	= fatiga
Fearful	= temeroso
February	= febrero
Fee	= honorarios
Feel (I)	= siento
Feel (you)	= siente
Feel (touch)	= sensación
Feet	= pies
Female	= hembra
Fetus	= feto
Fever	= fiebre
Few	= poco
Fifteen	= quince
Fight	= lucha, pelea
File	= archivo
Find out	= averiguar
Finger	= dedo
Fire	= incendio, fuego
Fire fighter	= bombero
Fish	= pescado, pez
Fist	= puño
Five	= cinco
Flashes of light	= ver estrellas
Flat	= plano
Floaters	= flotadores
Floor	= piso
Flower	= flor
Flu	= gripe
Flutter	= pestañear
Fly	= mosca
Food	= comida
Foot	= pie
For	= para
Forearm	= antebrazo
Forehead	= frente
Foreign body	= cuerpo extraño
Forget	= olvidar
Fox	= zorro
Fracture	= fractura
Frequent	= frecuente
Friday	= viernes
Friend	= amigo
Frog	= rana
From	= de, desde
Fruit	= fruta
Fry	= freir
Full	= lleno, completo
Future	= futuro

G

Gained	= ganó
Gallbladder	= vesicula biliar
Gallon	= galón
Gallstones	= cálculos vesiculares
Gangrene	= gangrena
Garden	= jardín
Gay (homosexual)	=homosexual
German measles	= rubeola
Girl	= niña, muchacha

Give	= dar, entregar	Hallucination	= halucinacion
Give	= darle	Ham	= jamón
Give me	= de me	Hand	= mano
Glass (drinking)	= vaso	Happy	= felíz
Glass (eye)	= anteojo / vidrio	Hard	= duro
Glaucoma	= glaucoma	Harm	= daño
Glove	= guante	Have (I)	= tengo
Go (to)	= ir, irse	Have (you)	= tiene
Go out	= salir	He / she	= él / élla (el=the)
Go there	= vaya para alla	Head	= cabeza
	(vaja par alla)	Health	= salud
Gone	= ido	Hear (I)	= oigo
Gonorrhea	= gonorrea	Hear (to)	= oir
Good	= bueno	Hear (you)	= oyes
Good afternoon	= buenas tardes	Hearing	= audición
Good evening	= buenas noches	Heart	= corazón
Good morning	= buenos días	Heat	= calor
Gossip	= murmuración	Heel	= talón, calcanal
Gout	= gota	Height	= altura
Gown	= bata	Hello	= hola
Gram	= gramo	Help	= ayuda
Grandfather	= abuelo	Helpful	= útil
Grandmother	= abuela	Hematemesis	= hematemesis
Grape	= uva	Hematuria	= hemaruria
Gray	= gris	Hemorroids	= hemorroides
Green	= verde	Hepatitis	= hepatitis
Gynaecomastia	= ginecomastia	Her	= su
		Here	= aquí
		Hernia	= hernia

H

		Heroin	= heroina
		Herpes	= herpes
Habit	= hábito	Hi	= hola
Habitually	= habitualmente	Hiccup	= hipo
Hair	= pelo	High	= alta
Half	= mitad	Hip	= cadera

Hit	= golpe	I take	= tomo
Hives	= urticaria	Intravenous	= intravenoso
Hoarse	= ronquido	Ice	= hielo
hold	= sostener	Ice pack	= bolsa de hielo
Holiday	= feriado	If	= si (ef sí = yes)
Hope	= esperanza	Illegal drugs	= drogas ilegales
Hospital	= hospital	Illness	= enfermadad
Hot	= caliente / calor	Immediately	= inmediatamente
Hour/s	= hora/s	impotence	= impotencia
House	= casa	In	= dentro de
How	= como	In	= en
How many	= cuantos	In a day	= en un día
Hunger	= hambriento	In a fight	= en una pelea
Hungry	= hambre	In an accident	= en un accidente
Hurt	= herida, daño	In the dark	= en la oscuridad
Hurts	= duele	In the hospital	= en el hospital
Husband	= esposo	In your family	= en su familia
Hydrochloric	= hidroclorico	Inch	= pulgada
Hyperglycemia	= hiperglicemia	Incision	= incisión
Hypertension	= presión alta	Increase	= aumentar
Hyperthyroidism	= hipertiroidismo	Individual	= individual
Hypoglycemia	= hipoglicemia	Infection	= infección
Hypothyroidism	= hipotiroidismo	Inflammation	= inflamación
		Influenza	= gripe

I

		Information	= información
		Injection	= inyección
I	= yo *(jo)*	Injury	= lesión, herida
I am	= estoy, soy		lastimadura
I am Dr A	= Soy el doctor A	Insane	= loco
I am going	= voy	Insanity	= locura
I donot know	= no se	Insect	= insecto
I eat	= como	Insect bite	= picadura
I have	= tengo	Insecticide	= insecticida
I smoke	= fumo	Insert	= introducir
		Insomnia	= insomnio

Insurance	= seguro
Intercourse	= relación sexuaal
Interest	= interés
Intermittent	= intermitente
Interpreter	= interprete
Intestine	= intestino
Intravenous	= intravenoso
Iodine	= yodo
Irritation	=irritado/irritacion
Is (being)	= es
Is (location)	= está
Isolation	= aislamiento
It	= el, ella (things)
It is	= es
Itch	= comezón

J

January	= enero
Jaundice	= ictericia
Joints	= articulaciones
Judgement	= juicio
Jugular	= yugular
July	= julio
June	= junio

K

Kidney	= riñón
Kill	= matar
Kilo	= kilo
Kilogram	= kilogramo
Kilometer	= kilómetro
Knee	= rodilla

| Knife | = cuchillo |
| Know | = saber |

L

Laboratory	= laboratorio
Lady	= dama
Large	= grande
Large intestine	= intestino grueso
Larynx	= laringe
Last year	= el año pasado
Last period	= última regla
Late	= tarde
Laugh	= reir
Laxative	= purgante
Lead	= plomo
Lead bullet	= bala de plomo
Leave (to)	= salir
Left	= izquierda
Leg	= pierna
Lesbian	= lesbiana
Less	= menos
Let us see	= vamos a ver
Leukemia	= leucemia
Level	= nivel
Lice	= piojos
Lie	= mentir
Lie down	= acuestese
Light	= luz
Limb	= miembro
Lip	= labio
Liquid	= líquido
Liquor	= licor
Little	= poco

Live	= vivir
Liver	= hígado
Look	= mira
Lose (to) / lost	= perder
Lose	= perder
Lot (a)	= mucho
Lotion	= loción
Low ·	= baja
Lower	= bajarle
Luck	= suerte
Lumbar puncture	= pinchazo lumbar
Lump	= masa
Lung	= pulmón

M

Maintain	= mantener
Major	= grave
Make	= hacer
Male	= masculino
Mama	= mamá
Man, Mr	= señor
Many	= muchos
March	= marzo
Married	= casado / a
May	= mayo
Me	= mi
Measles	= sarampión
Medication	= medicina
Men	= hombres
Meningitis	= meningitis
Menses	= menstruación
Meter	= metro

Migraine	= migrañas
Milk	= leche
Minor	= leve, pequeño
Minute	= minuto
Miscarriage	= malparto
Mis	= señorita
Missed	= perdido
Moderate	= moderado
Mole	= tumor uterino
Monday	= lunes
Money	= dinero
Month	= mes
Moon	= luna
More	= mas
Morning	= mañana
Mother	= madre
Mother-in-law	= suegra
Motion	= movimiento
Mouth	= boca
MRI scan	= MRI escaneador
Mrs	= señora
Much	= mucho
Mucus	= moco
Mummy	= mami / momia
Mumps	= paperas
Murmur	= soplo
Muscle	= músculo
My	= mi

N

Nail	= uña, clavo
Name	= nombre

(compare with 'numero'=number)

Nausea	= nausea		Number	= numero
Neck	= cuello		Name	= nombre
Need (I)	= necesito		Nurse	= enfermera
Need (you)	= necesita		Nursing	= enfermeria
Needle	= aguja			
Negative	= negativo			
Nephew	= sobrino		**O**	
Nephrology	= nefrología			
Nerve	= nervio		Oblique	= oblicuo
Nervous	= nervioso, nerviosa		Observation	= obvervación
Neurology	= neurología		October	= octubre
Never	= nunca		Of	= de
New	= nuevo		Often	= a menudo
Niece	= sobrina		Ointment	= unguento
Night	= noche		Old	= viejo
Night (last)	= anoche		On	= en
Night sweat	= sudor en la noche		One	= una / uno
Nine	= nueve		Only	= solamente
No	= no		Opening	= abertura
No problem	= sin problema		Operate (to)	= operar
No smoking	= no fumar		Operation	= operación
Nobody	= nadie		Or	= o
Noise	= ruido		Oral contraceptive	= contraceptivo oral
Noisy	= ruidoso			
Noon (mid day)	= medio día		Orange	= naranja *(naranha)*
Nose	= nariz		Other / s	= otro / s
Nostril	= fosa nasal		Ovary	= ovarios
Not any	= ninguno		Oxygen	= oxígeno
Nothing	= nada			
Nothing by mouth	= nada por la boca		**P**	
November	= noviembre		Pain	= dolor
Now	= ahora		Pain exertional	= dolor al hacer ejercicio *(ehercecio)*
One moment	= por el momento			
Numb	= entumecido		Paint	= pintura

Palm	= palma	Policeman	= policía
Palpitation	= palpitación	Poor person	= pobre
Pancreas	= pancreas	Pork	= puerco / cerdo
PAP test	= popanicolao	Positive	= positivo
Papa	= papá	Potato	= papas
(ef papa	= potato)	Pound	= libras
Paper	= papel	Powder	= polvo
Paracentesis	= paréntecis	PPD test	= prueba de
Paramedic	= paramédico		tuberculosis
Paranoid	= paranoico	Pregnant	= embarazada
Parasite	= parásitos	Premature	= prematuro
Part of	= parte de	Prepare (to)	= preparar
Past	= pasado	Prescription	= receta
Patient	= paciente	Present	= presente
Pause	= pausa	Pressure	= presión
Pay	= pagar	Pretty	= bonito
Pen	= pluma	Previous	= previo
Penis	= pene	Prison	= carcel
Perfume	= perfume	private	= privado
Period	= regla	Problem	= problema
Permision	= permiso	Profession	= profesión
Phlegm	= flema	Progress	= progreso
Phone number	= número de	Prostate	= próstata
	teléfono	Prostate cancer	= cancer de la
Physical therapy	= terapia física		próstata
Pill	= pastilla, pildora	Prostitute	= protistuta
Pillow	= almohada	Pulmonary	= pulmonar
Plaster cast	= yeso	Pulm. embolism	= embolia
Please	= por favor		pulmonar
Pleasure	= placentero	Pupil (eye)	= pupila
Pleurisy	= pleuresía	Purple	= morado
Pneumonia	= neumonia	Push	= empujar
Point	= punta	Put (to)	= poner
Poisoning	= envenenamiento	Put it on	= pongase
Poisonous	= venenosa	Put on	= pongase

Q

Question	=	pregunta
Quiet	=	quieto

R

Radiate (pain)	=	radiar
Radiotherapy	=	radioterapia
Raise	=	levantar
Rapid	=	rapido
Rash	=	salpullido/ erupción
Rat	=	rata
Read	=	leer
Received	=	recibido
Recently	=	recientemente
Rectum	=	recto
Rectal exam	=	tacto rectal
Red	=	rojo
Reduce	=	reducir
Regular pulse	=	pulso regular
Rehabilitation	=	rehabilitación
Relation	=	relación
Relative	=	pariente
Relax	=	relajarse
Religion	=	religión
Remember	=	recordar
Removed	=	removido
Resistance	=	resistencia
Rest (to)	=	descancar
Result	=	resultado
Ribs	=	costilla

Rice	=	arróz
Right now	=	ahora mismo
Ring	=	anillo
Robe	=	bata
Room	=	cuarto

S

Sacchrine	=	sacarina
Sad	=	triste
Saliva	=	saliva
Same	=	mismo
Sample	=	muestra
Saturday	=	sábado
Say (aah)	=	diga (aah)
Scabies	=	sarna
Scar	=	cicatriz
Scissors	=	tijeras
Scratch	=	rascarse
Scrotum	=	escroto
Seconds	=	segundos
See	=	mire
Seizures	=	ataques
Separate	=	separar
September	=	septiembre
Serious	=	seria / serio
Several	=	varios
Severe	=	severo
Sex	=	sexo
Sharp	=	afilado
Shave	=	afeitar
Shoulder	=	hombro
Show	=	muestre
Show me	=	muestre me

Sick	= enferma / o	Spinal cord	= médula espinal
Sight	= vista	Spine	= columna
Sign here	= firme aquí		vertebral
Similar	= similar,parecido	Spleen	= bazo
Sinuses	= senos	Spot	= punto, lugar
Sister	= hermana	Sprain	= dislocar, torcer
Sit	= sientese	Sputum	= flema
Skin	= piel	Stabbed	= apuñaleado,
Skin test	= prueba de la piel	Stand	= estar de pie
Skull	= craneo	Start	= empezar,
Sleep	= dormir		comenzar
Slow	= despacio	Stiff	= rígido,tiezo
Slowly	= despacito	Sting	= picada
Small	= pequeño	Stitches	= suturas
Small intestine	= intestino	Stomach	= estómago
	delgado	Stone	= piedras/cálculos
Smelling	= oler	Stool	= excremento
Snake	= culebra / vibora	Stop	= parar / pare
Snakebite	= mordida de	Stop digoxin	= pare la digoxina
	serpiente	Stress (nervous)	= tensión nerviosa
Snort	= roncar	Strong	= fuerte
Snow	= nieve	Student	= estudiante
Soap	= jabón	Suddenly	= de pronto
SOB	= falta de aire	Squeeze	= oprima
Solid	= sólido	Suffer	= sufrir
Some	= algunos	Suffered	= sufrido
Some	= alguna	Sugar	= azucar
Sometime	= algunas veces	Suicide	= suicidio
Son-in-law	= yerno	Sumptous	= suntuoso
Sore	= llagas *(jogas)*	Sunday	= domingo
Spanish	= español	Sure	= seguro
Speak (I)	= hablo	Surgery	= cirujía*(ciruhia)*
Speak (you)	= habla	Surname	= sobrenombre
Speaking	= hablando	Swallow	= trage
Spider	= araña	Sweat	= sudando

Swelling	= hinchazón		Then	= luego
Symptom	= síntoma		There	= ahi / alla *(ajja)*
Syphilis	= sífilis		There is / are	= hay
Syringe	= jeringuilla		They are	= son
System	= sistema		Thigh	= muslo

T

			Thin	= fino / delgado
			Thick	= espeso, grueso
T cell conut	= cuenta de celula T		Thirsty	= sed
Tablet	= tableta, píldora		This	= esto
Take (you)	= llevar, acompañar		This problem	= este problema
Take off	= quitar / despegue		Thousand	= mil
Tampons	= tampon		Throat	= garganta
Taste	= gusto		Thumb	= pulgar
Tea	= té		Thursday	= jueves
Teaspoonful	= cucharadita		Thyroid	= tiroides
Tablespoonful	= cucharada		Times	= veces
Teeth	= dientes		Tingling	= hormigueo
Telephone	= teléfono		Tinnitus	= tínitus
Telephone number	= número telefónico		Tired	= cansado / a
			Tiredness	= cansancio
Tell	= decir		To	= para / a
Tell me	= dime		To care for	= cuidar
Tendon	= tendón		To do	= hacer
Tenesmus	= tenesmo		To go	= ir
Test	= prueba /análisis		To hear	= oir
Testicle / s	= testículo / s		To operate	= operar
Thank you	= gracias		To see	= ver
That	= ese, eso, esa		To you	= a tí
The (female, pl)	= ellas		To	= a
The (female, Si)	= ella		Today	= hoy
The (Male, Pl)	= ellos		Toilet	= inodoro
The (Male, Sin)	= el (ef él = he)		Tomorrow	= mañana
Them	= lo, la, las, los		Tongue	= lengua
			Tonight	= esta noche
			Tonsil	= amígdalas

Too much	=	demasiado
Touch	=	tacto, toque
Towel	=	toalla
Trachea	=	traquea
Travel	=	viajar
Tremor	=	temblor
Trouble	=	dificultad
Trouble	=	problema
Trouser	=	pantalón
Tuberculosis	=	tuberculosis
Tuesday	=	martes
Turn around	=	dese virese / vuelta
Twelve	=	doce
Twisted	=	torcido
Typhoid	=	fiebre tifoidea
Typhus	=	tifo

U

Uncle	=	tío
Unconciousness	=	inconciente
Undress	=	desvistase
Until	=	hasta
Unwell	=	enfermo
Up	=	arriba
Urethra	=	uretra
Urine	=	orina
Urinate (you)	=	orine
Urinary	=	urinario
Urinary bladder	=	vejiga
Urinate	=	orinar
Use	=	usa
Uterus	=	utero, matríz

V

Vaccine	=	vacuna
Vaccination	=	vacunación
Vagina	=	vajina *(vahina)*
Vaginal exam	=	examen vaginal
Varicose vein	=	venas varicosas
Veins	=	venas
Venom	=	veneno
Very	=	muy
Virtuous	=	virtuoso
Violence	=	violencia
Vision	=	vista
Voice	=	voz
Vomits	=	vomitos
Vulva	=	vulva

W

Waist	=	cintura
Wait	=	esperar
Walk	=	caminar/camina
Warts	=	verrugas
Water	=	agua
Watery diarrhea	=	diarrea aguada
Weak	=	débil
Weakness	=	debilidad
Wedge	=	cuña
Wednesday	=	miercoles
Week / s	=	semana / s
Weight	=	peso
Weight gain	=	augmento de peso

Weight loss	= perdida de peso	Year / s	= año / s
Well	= bién	Yellow	= amarillo
What	= que	Yes	= sí
Wheeze	= ronquido		(compare with si = if)
When	= cuando	Yesterday	= ayer
Where	= donde	Yet	= todavía, aun
Which	= cual	You	= usted, su
White	= blanco	You are	= usted esta, eres
Who	= quién	you are going	= va
Whole	= entero	You are going to	= va a
Why	= por qué	you call	= llama *(jama)*
(compare with 'porque'=because)		You calm	= calma
Widow	= viuda	You go in	= pase
Widower	= viudo	You have	= usted tiene
With	= con	You see	= usted ve
Without	= sín	You wash	= lava
Withdrawal	= (síndrome de)	Your	= su
(syndrome)	abstinencia	Young	= joven *(hoven)*
With food	= con alimento,	Your back	= tu espalda
	(comida)	Your tongue	= tu lengua
Woman, Mrs	= mujer, señora		
Worm	= lombrices		
Worried	= preocupado		
Worse	= peor		
Wrist	= muñeca		
Write	= escriba		

X

X ray	= radiografia

Y

Z

Zoo	= zoológico

Add here :

Section III

Common

Physician-Patient Conversation

English - Spanish

REMEMBER

We have atttempted to make this book least confusing and simple to understand and follow.

1.   We have included pronunciations of unusual and uncommon words in italics.

2.   Corresponding English and Spanish words are highlighted. This will make learning interesting and you will learn important words easily.

3.   To avoid confusion, question marks are not used. Remember that in Written Spanish an inverted question mark is used at the beginning of the sentence and one normal question mark at the end of the sentence e.g. ¿ Who are you?

The purpose of this chapter is not to train you about all the details of a given symptom but is to teach you spanish translation of these symptoms. For details of one symptom you may have to refer to another related symptom e.g. in a patient with constipation or diarrhea refer to details of abdominal pain and fever too.

Introduction = Introduccion

Good morning	=	**Buenos** días
Good **afternoon** / evening	=	Buenas **tardes** / noches
Good morning **Sir/ madam**	=	Buenos días **señor / señora**
I am Dr ...	=	Yo soy el doctor.....
Yes, I speak Spanish	=	**Sí**, hablo español
I do not **speak** Spanish	=	No **hablo** español
What **is** your name	=	Cual **es** su nombre
How are you	=	**Cómo** esta usted
How do you feel	=	Cómo se siente
How are you feeling **now**	=	Cómo se siente **ahora**
I am feeling worse	=	**Me** siento peor
How is your (leg)	=	Cómo esta su (pierna)
How old are you	=	Cuanto años tiene
Where do you live	=	**Donde** vive
Do you **live** alone	=	**Vive** usted solo/a
Who do you live **with**	=	**Con** quién vive usted
Do you get any **home** help	=	Recive usted ayuda en la **casa**
Are you comfortable	=	Está usted cómodo
Who is your doctor	=	**Quien** es su doctor
Where do you go for follow-up	=	A **donde** va para cuidado médico
When did you see the doctor..	=	**Cuando** vió al doctor...
... the **last** time	=	...la **última** vez
Wait outside	=	**Espere** afuera
After that I will see her	=	Después de eso la veré
How are you	=	**Como** está
What **other** problem you have	=	Que **otro** problema tiene
Repeat please	=	Repita por favor
Anyone **with** you speaks English	=	Alguien **con** usted habla inglés
Say **yes or no or** don't know	=	Diga **sí o no o** no sé

Presenting Illness = Presentacion de la enfermadad

What is **the** problem	= Cual es **el** problema
For how long do you have it	= Por cuanto tiempo usted tiene
When were you all right	= **Cuando** estaba usted bién
When did the illness **start**	= Cuando **comenzó** su enfermedad
Any better **now**	= Se siente usted mejor **ahora**
Did it start **suddenly**....	= Comenzó de **repente**....
......or **slowly**	= ....o **gradualmente**
What were you doing...	= **Que** estaba haciendo...
...when it started	= ...cuando comenzó
Have you had	= Ha tenido usted....
...**same** symptoms before	= ....los **mismos** símptomas antes
Are you getting better **or not**	= Se está usted mejorando **o no**
Have you been discharged...	= Ha sido usted dado de alta....
...from a hospital **recently**	= ...del hospital **recientemente**
Have you taken the **pill**	= Ha tomado usted la **píldora**
Have you been	= Ha estado usted
Please tell me about it	= **Por favor** dígame acerca de eso
Do you know what he took	= Sabe usted lo que tomó él
Where is it worse	= **Donde** es peor
Tell me more about it	= Dígame mas acerca de.
Sorry, I did not understand	= Perdón, no le entendí
Please, repeat slowly	= Por favor, repita despacio

Add here :

(For details of the individual symptoms see below)

Past illness = Enfermedad pasada

Have you had..	= Ha tenido usted...
...any **serious** illness	= ...alguna enfermedad **seria**
Did you have the **same** problem	= Tuvo usted el **mismo** problema
...**in** the past / before	= ...**en** el pasado / antes
Any operations	= **Alguna** operación
....or bad **injuries**	= ...ó **lesiones** serias
Have you ever been hospitalized	= Ha estado usted hospitalizado/a
When were you last in hospital	
	= Cuando fué la última véz que estuvo en el hospital
What for / Why	= Para **qué** *(kae)* / por qué
Have you ever had Asthma	= Há tenido usted asma
Diabetes/ HTN/ Epilepsy/	= Diabetes/ presión alta/ epilepsia
Seizures/ Hepatitis/ TB/	= Convulsiones/ hepatitis
CAD/ MI/	= Enfermadad coronaria/ infarto
Have you ever been injured	= Se há lastimado alguna vez
Did you ever have an accident	= Há tenido accidentes
Received blood any time	= Ha **recibido** sangre alguna véz
Were you ever operated upon	= Ha sido operado
When **and** for what	= Cuando **y** por qué
Did you ever have gonorrhea	= Ha tenido gonorrea
Any other sexual **illness**	= Alguna otra **enfermadad** sexual
When were you last tested for...	= Cuando fué examinado para el ..
HIV/ Syphilis / chlamydia / herpes	= **SIDA**/ Sífilis/ clamidia/ herpes
Have you ever(any time) lost **conciousness** =	
	Há perdido el **conciemiento** alguna véz
Have you ever been intubated	= Há sido intubado alguna vez
When was the last	= Cuando fué la última
.... chest X Ray	= .... radiographia del pecho
Have you been **vaccinated**	= Há sido usted **vacunado**

If Asthmatic = Si es asmático

Have you ever been **intubated** = Alguna vez ha sido **intubado**
Have you ever **received** steroids=Alguna vez ha **recibido** esteroides
Are you **taking** steroids now   = Está **tomando** esteroides ahora
Were you exposed to **cat**   = Há estado en contacto con **gatos**
...dog/ perfume / **cold air**   = ...perros/ perfumes/ **aire frío**
Do you get asthma **after** exercis =Le da asma **despues** del ejercicio
Anyone **in** your family has asthma= Alguien **en** su familia tiene asma
How many **times** you came to ER=Cuantas **veces** vino a emergencia
....in the past **six** months   = ... en los últimos **seis** meses

If Diabetic = Si es diabetico

Since **when** do you have diabetes = Desde **cuando** tiene diabetes
When was diabetes diagnosed=Cuando fué diagnosticada la diabetes
Have you ever **lost**   = Alguna vez ha **perdido** el
.... conciousness   = ... conocimiento
Do you feel **dizzy** / confused ... = Se siente **mareado** / confundido..
hungry / **polyurea** / polydipsia... = hambre/ **mucha orina/** sed...
...**blurred** vision / see double... = ...visión **borrosa/** ver doble...
...**thirst** / shaking / palpitation... = ...**sed** / temblor / palpitación...
...**anxity** / sweating / fatigue   = ...**ansiedad** / sudoración / fatiga
Have you ever taken **(used)** insulin = Ha **usado** insulina alguna véz
Do you take insulin **now**   = Usa insulina **ahora**
What type and how much   = Que *(kae)* **tipo** y cuanto
What tablet you take for diabetes= Qué píldora toma para la diabetes
 Do you **know how to** take insulin = Sabe **como** tomar insulina
...**how to** test for blood sugar=.**coma** examinar la azucar en la sangre
...symptoms of low **sugar**   =..simptomas de **azucar** baja
....what to do if sugar is **low**   =...que hacer si la azucar esta **baja**
When did you see the **eye doctor**= Cuando fué al **oculista**
How is your vision   = **Como** está su visión

Do you feel numbness in feet	=Siente adormecimiento en los pies
Anyone in family has diabetes	= Alguien en su familia tiene diabetes
Do you have impotence problem	= Tiene problema de impotencia

Personal history = Historia personal

Do you smoke	= Fuma
How many cigarretts	= **Cuantos** cigarillos
For how many **years**	= Por quantos **años**
When did you **stop** smoking	= Cuando **paró** de fumar
Do you **drink** alcohol	= **Bebe** alcohol
How much do you drink	= **Cuanto** bebe
Do you **use** drugs/ cocain...	= **Usa** usted drogas / cocaina...
...marijuhana/ heroin	= ...marihuana/ heroína
Do you share **needles**	= Comparte **agujas**
Where were you **born**	= Donde **nació**
Do you work	= Trabaja
What **is** your job	= Cual **es** su trabajo
What was your previous **job**	= Cual era su **trabajo** antes
Were you **exposed to** chemicals	=Se **expuso** a químicos
Asbestos / radiation	= Asbestos / radiación
When did you retire	= **Cuando** se jubiló
Have you ever left New York	= Ha salido usted de Nueva York
Do you have a **dog / cat**	= Tiene usted **perros / gatos**
Do you have birds at home	= **Tiene usted** pájaros en la casa
Did you ever have gonorrhea	= Ha tenido usted gonorrea

Family history = Historia familiar

Anyone **in** your family ...	= Alguien **en** su familia ...
...has same **problem**	= ... ha tenido el mismo **problema**
Does **anyone** else...	= **Alguien** mas...

...had **high** blood pressure = ...sufre de presión **alta**
How many brothers you have = **Cuantos** hermanos tiene usted
Are your **parents** OK = Estan sus **padres** bién
How many **children** you have = Cuantos **niños** tiene usted
How many **sisters** do you have = Cuantas **hermanas** tiene usted
How is your mother / father = Cómo esta su madre/padre
What medical problems they have
= Que problemas médicos tienen ellos
Any illness in your family = Alguna enfermedad en la familia

Use of medication = Uso de medicina

Are you allergic to **any** meds = Es aiérgico a **alguna** medicina
Any food item = A las comidas
Which ones = Cuales
What symptoms happen = Que símptomas le ocurren
Since when = Desde cuando
Are you allergic **to** aspirin = Es usted alérgico a **la** aspirina
Any food / Sea food/ shellfish = Comida / mariscos
Are you **taking** any meds = Está **tomando** alguna medicina
Are you taking lasix = **Está** tomando lasix
Give me the medicines... = **Deme** las medicinas...
...if you have it = ...si las tiene
Take **this** pill = Tome **esta** pastilla
After food = **Despues** de las comidas
Before food = **Antes** de las comidas
With food = **Con** la comida
Your current medication = Su medicina actual
The medicine you are on = La medicina que está tomando
How many refills do you have = **Cuantas** llenadas tiene
Do you take = Toma
Any medication regularly = Alguna medicina regularmente
Any medicines at home = Alguna medicina en la casa

How many **times** per day	= Cuantas **veces** al día
Three times a day	= Tres veces **al** día
Every hour	= **Cada** hora
Every two **hours**	= Cada dos **hora**
How many tablets do I take	= Cuantas tabletas tomó
One **per** day	= Una **por** día
You **do not** have to take it	= **No** tiene que tomarla
Do you take any medicines	= Toma alguna medicina
do you take your medicine	= Toma su medicina
Where do you buy your medicine	= Donde compra su medicina

Asking questions = Preguntando

What **time** it is	= Qué *(Kae)* **hora** es
What is **it**	= Qué es **esto**
When	= Cuando
Have you had	= Ha tenido usted
Do you have	= Tiene usted
What is the matter	= **Qué** pasa
What do you **need**	= Qué **necesita** usted
Say yes or no	= **Diga** sí o no
Are you **sleeping** well	= **Duerme** usted bién
Are you **sweating**	= Esta usted **sudando**
Why are you late	= **Por qué** *(kae)* llegó usted tarde
Why are you **crying**	= Por qué llora *(hora)*
Because	= Porque (ef why = por qué)
Where **is** the bathroom	= Donde **está** el baño
How many years ago	= Hace cuantos años
How much	= Cuanto
Where did you stop	= Donde paró
Which **year**	= Qué **año**
Have you had	= Há tenido
I have had	= Hé tenido

Do I have	=	Tengo
I have	=	Yo tengo
What should I do	=	Qué debo hacer
Was it raining	=	Estaba lloviendo
Who is this	=	**Quien** este
What do you have	=	Qué tiene usted
What **is** this	=	Qué **es** esto
Were you beaten	=	Le golpearon a usted
Were you **injured**	=	Se **lastimó** usted
Have I **seen** you before	=	Lo he **visto** antes
Do you **remember**	=	**Recuerda** usted
How is she related to you	=	Es ella su pariente
For how many days	=	**Por** cuantos días
Were you in	=	Estuvo usted en
When is it **more**	=	Cuando es **más**
Were you **raped**	=	Fué usted **violada**
When was the last xray taken	=	Cuando fué tomada la ultima plaka
From where	=	**De** donde
Are there	=	Hay (at beginning of sentence)
Is it getting **better**	=	Se esta **mejorando**
Which **side**	=	Qué **lado**
Do you want me to examine	=	Quiere qué le examine
Your rectum / breast	=	**Su** recto/seno
Did you have any insect **bite**	=	Tuvo alguna **picadura** de insecto
Did you **go**	=	**Fué** usted
When you **work**	=	Cuando **trabaja**
Fever at home	=	**Fiebre** en la casa
Is it **better**	=	Esta **mejor**

Miscellaneous history = Historia general

No **smoking**	=	No **fumar**
Part of your **body**	=	Parte de su **cuerpo**

Repeat please	=	**Repita**, por favor
It is **here** / there	=	Esta (it is) **aquí** / alla
I have	=	Tengo
I need to **turn off** the television	=	Necesito **apagar** el televisor
Why is it necessary	=	**Por qué** es necesario
You need	=	Necesita
I need	=	Necesito
You have to take	=	Tiene qué tomar
You have to	=	Tiene qué
I have to	=	Tengo qué
You should	=	Usted debería
You should lose **weight**	=	Debe perder **peso**
Thirty pounds	=	**Treinta** libras
I asked them to...	=	**Yo** les pregunté...
...**bring** your Xray	=	...**traigan** las radiografías
I will see you in	=	Lo veré en ....
a week / 2 months	=	una semana / dos meses
Can she **eat** by herself	=	Puede ella **comer** por si misma
Dress / ambulate	=	Vestir / caminar
Mental retardation from birth	=	Retardo mental desde el nacimiento
Do you **drive**	=	**Maneja** usted
Do not drive	=	No maneje
She is **here**	=	Ella está **aquí**
I am sorry	=	Lo siento
Write your name	=	**Escriba** su nombre
There are	=	Hay (*aai -H is silent*)
swollen legs	=	Piernas **hinchadas**
Knock **before** entering	=	Toqué **antes** de entrar
I am **cold**	=	Tengo **frío**
You are cold	=	Tiene usted frío
I do not **know**	=	No **sé** (compare with sí = yes)
It is 11pm	=	Son las once
Do not eat **too much**	=	No coma **mucho**

Not very **well**	=	No muy **bién**
It **is** nothing	=	No **es** nada
Repeat **slowly** please	=	Repita **despacio** por favor.
I can tell you	=	Yo puedo decirle
If you feel	=	Si usted siente
Are you **angry**	=	Está usted **enojado/o**
Yes, because	=	**Sí**, porqué....
I am waiting for 2 **hours**	=	Estoy esperando por dos **horas**

Suspected poisoning = Suspecha de envenamiento

Did you **swallow** something	= Se **trago** algo
Has he/she ingested something	= Ha tomado él / ella algo
..that could be a **poison**	=..eso podría ser un **veneno**
What did he take	= **Qué** *(kae)* tomó
Did he vomit (to the family)	= Vomitó él
Did you vomit (to the patient)	= Vomitó usted
How many tablets did he take	= Cuantas pastillas / pildoras él tomó
How many tablets did you take	= Cuantas pastillas/pildoras se tomó
Have you brought the bottle	= Trajo el frasco
Was he **depressed**	= Estaba él **deprimido**

Hematology oncology = Hematologica y oncologica

Anyone in your family has anemia	=Alguien de su famila tiene anemia
Do you have **Sickel cell disease**	= Tiene la **enfermedad de sickle**
Anemia **or** disease	= Anemia **o** enfermedad
Have you noticed any **lump**	= Ha notado alguna **masa**
Do you bleed from anywhere	= **Sangra** de algun lugar
from nose / in urine / in phlegm	= de la nariz/ en la orina/ en la flema
Has any mole increased in size	= Há crecido algun lunar en tomaño
Have you **lost** any weight	= Há **perdido** peso

Do you bruise(**form** hematoma) = Se le **forman** hematomas
.....easily = ...facilmente
Are you taking coumadin = Esta tomando cumadina
Do you bleed unusually = Sangra anormalmente
Are you taking any medicines .. = Esta tomando medicinas
...for cancer / leukemia = ...para cancer/ leucemia
Do you feel tired / weak / unwell = Se siente cansado/ debil/no bién

Obstetric & gynaecology History
= Historia obstetrica y ginologica

Menstruation related:

When was your first menses = Cuando fué su primera menstruación
When did you last have your **menses** = Cuando fué su última **regla**
Have you recently missed a period= Le ha faltado a usted la regla
Are you **pregnant** = Está usted **embarazada**
Are you having a period now = Tiene su regla en este momento
When it started = Cuando empezó
Are your periods regular = Son sus reglas regulares
Do you bleed between periods = Sangra entre reglas
How much = Cuanto
Do you bleed after sex = Sangra después de las relaciones sexuales
How many days do your period last= **Cuantos días** le dura su regla
Do you bleed between periods= Sangra usted entre una regla y otra
       (Bleeding- do you have -in interval of- one period **and** another)
Do you have heavy periods
                        = Sangra usted mucho cuando tiene la regla
Do you use tampons = **Usa usted** tampones
How many = Cuantos
Are your periods **painful** = Tiene usted **dolor** durante la regla
when did you have your last period =**Cuando tuvo** su última regla

When was the period before that

= Cuando fué la regla anterior a esta

Sexual activity Related:

Are you **sexually** active	= Tiene relaciones **sexuales**
When did you **start** having sex	=Cuando **empezó** a tener relaciones sexuales
How many partners **do you have**	=Cuantos conjugues **tiene**
Do you practice safe sex	= Practica sexo seguro
Do you use **condom** / diaphragm	= Usa **condón** / diafragma
Did you have your tubes tied	= Le ligaron los tubos
Do you take **birth control pills**	= Toma la **píldora contraceptiva**
Do you use **oral contraceptives**	= Usa **contraceptivos orales**
Do you have pain **during** sex	= Tiene dolor **durante** el sexo
Little or too much	= **Poco** o demasiado

Miscellaneous:

Do you have **itch** at itroitus	= Tiene **comezón** en el introito
Did you have vaginal infection before	= Tuvo infección vaginal antes
Did you go for the pap test	= **Fué para** la prueba de Papanicolao
Are you in **menopause**	= Está usted en **la menopausia**
Do you bleed after sex	= **Sangra** después del sexo
PAP smear and mamogram :	see preventive medicine

Pregnancy related:

You are **pregnant**	= Usted está **embarazada**
What is the expected **date**	= Cuando es la **fecha** de su parto
Is it your first pregnancy	= **Es este su** primer embarazo
Have you been pregnant **before**	=Ha estado usted embarazada **antes**
Do you have children	= **Tiene usted** hijos
How many **children** do you have	= Cuantos **niños** tiene usted

How many **abortions**	= Cuantos **abortos**
.. Miscarriage / normal delivery	= miscarriage / parto normal
.... live children / cesarean	= ..niños vivos / cesarea
Do you have pain in **lower** abdomen	= Tiene dolor abdominal **bajo**
Do you have any bleeding	= Tiene sangrado
Were you hurt / injured	= Fué lastimado / herido
When did ...	= Cuando ...
... your contractions **start**	= ...**comenzaron** las contracciónes
How far apart are they	= Cuan frequéntes son
Did your water break	= Se le rompió la fuente
When did your water break	= Cuando se rompió la fuente
Any ceaserians	= **Alguna** cesarea
You need a ceaserian	= **Usted necesita** una cesarea
Baby **needs** special care	= Su niño **necesita** cuidado especial

Sexual History form a man : Historia sexual del hombre

Are you **satisfied**	= Esta **satisfecho** ....
........**with** your sex life	= .....**con** su vida sexual
Do you feel like having sex	= **Tiene** deseo sexual
Is you **desire** to have sex......	= Es su **deseo** sexual........
...... is same as **before**	=..... igual qué **antes**
How frequéntly **do you have** sex	= Cuan a menudo **tiene** sexo
Do you have **erection** problem	= Tiene problemas de **erección**
Is **loss** of erection	= Es la **pérdida** de erección
......**with** all women	= .... **con** toda las mujeres
Do you get erection **when** you	= Tiene erección **cuando**
.. **see** sexually exciting material	= ..**mira** peliculas pornográficas
How long does the erection last	= **Cuanto** tarda la erección
Erection lasts **five** minutes	= La erección dura **cinco** minutos
Do you have diabetes	= **Tiene** diabetes
Do you have **any other** disease	=Tiene **otra** enfermedad
Do you have any **STD**	= Tiene alguna **enfermedad venerea**

Sexually tranmitted disease
= Enfermedades transmitidas sexualmente
Venereal disease = Enfermedad venerea
Are you taking **any** medicines = Está tomando **alguna** medicina
Do you ejaculate **prematurely** = Eyacula **prematuramente**
Do you have sex **with** ..... = Tiene relaciones sexuales **con**...
..other women/**prostitutes** = Otra mujer /**prostituta**
Do you get erection **when** you.. = Tiene erección **cuando**.....
...have sex with other **woman** = ...tiene sexo con otra **mujer**
Do you have sex with **man** = Tiene sexo con **hombre**
What do you think is the problem=Qué cree que sea el problema
Are you using any local injection =Esta usando alguna inyección local
You may be helped by **surgery** = **Cirugia** puede ayudarle
I will send you to the urologist = **Lo enviaré** al urólogo
Do you use **condom** = Usa **condones**

Psychiatry history = Historia siquiátria

Are you comfortable = **Está usted** cómodo
How Is your **sleep** = Cómo **duerme**
How is your appetite = **Cómo** es su apetito
Do you have **difficulty**.... = Tiene usted **dificultad**
Do you feel out of control = **Se siente usted** fuera de control
Do you feel angry = Se siente usted **enfadado**
Are you angry = Está molesto
Do you feel **depressed**... = Se siente usted **deprimido**...
...anxious / worthless / guilty = ...ansioso / culpable
Do you feel like **hurting yourself**
=Siente qué quiere **lastimarse a si mismo**
Why do you feel depressed = **Porqué se siente** deprimido
Are you under **stress** = Está usted bajo **tensión nerviosa**
Do you have too much stress = Tiene usted mucha tensión nerviosa
Have you lost a family member = Há perdido algun familiar

...a job **recently** = ... un trabajo **recientemente**
Do you feel like killing yourself = Quiere usted matarse
Do you want to **hurt** yourself
= Quiere usted **hacerse** dañó a si mismo
Where do you go for the follow up = A donde va para cuidado médico
When is the next appointment = Cuando es su próxima cita
Do you want to hurt **someone else**
= Quiere usted hacerle dañó a **alguien mas**
Were you under **psych** treatment
= Estuvo usted bajo tratamiento **siquiatrico**
Are you under a psych treatment **now**
= Está bajo tratamiento siquiátrico **ahora**
Did they ever give you electroconvulsive therapy
= Le dieron tratamiento electroconvulsivo
Are you **taking** psych medicines
=Está usted **tomando** medicinas siquiátricas
Anyone **in your** family had a psych problem
=Alguien **en su** familia ha tenido problema siquiátrico

Preventive history = Historia preventiva

General :
When was your **last** ... = Cuando fué su **último**
....PAP smear / mamogram... = ..papanicolao / mamograma...
....PPD = ...prueba de tuberculosis
Was it normal / abnormal = Fué normal / anormal *(anormaal)*
Where and when = **Donde** y cuando
Ever treated **for**... = Ha sido tratada **por**...
...**abnormal** PAP/Mamogram = ...papnicolao/mamograma **anormal**
We willl test your ... = Examinaremos sus ...
.....**stool** for blood/parasite =.**heces** para detectar sangre/parásitos
How much is your cholestrol = Quanto es su colesterol
Were you ever treated for **syphilis**= Há sido tratado por **sífilis**

I will check your prostate by.. = Chequearé su próstata por..
... rectal examination = ... examen rectal
You need a blood test = **Necesita** un examen de sangre
..... for prostate = ...para la próstata

Breast related : Relacionado al seno

Do you have a **breast** problem = Tiene problema del **seno**
Do you have a breast discharge = Tiene supuración del seno
From **which** breast = **Cual** seno
Do you have a **lump** in your breast = Tiene una **masa** en el seno
Do you get pain **in** your breast = Le da dolor **en** el seno
Do you examine your **breasts** = Se examina sus **senos**
Do you know how to do it = Sabe como hacerlo
Inform us **immediately**... = Infórmenos **inmediatamente**
..... if you find = ...sí usted encuentra
....a mass or a discharge = ...una masa o supuración
When was the last mamogram = Cuando fué el último mamograma
You must examine your breast .= Debe examinarse los senos
..**every** month after the menses = **Cada** mes después del período
I will send you to.... = La enviaré al....
.....a breast specialist = ...especialista del seno

PPD and Vaccination : Prueba de tuberculosis y vacunación

Was the test for TB done =Fué hecha la prueba para la tuberculosis
What was the result = **Cual** fué el resultado
Negative **or** positive = negativo **o** positivo
Get **a** copy of the report = Consiga **una** copia del reporte
Which vaccine have you **received** = Qué vacuna ha **recibido**
flu / Hep B / tetanus = gripe / hepatitis B / tétano
Measles / Mumps / Rubella = sarampión / paperas / rubeola
pneumovax against pneumonia = neumovax para la neumonia

Do you want vaccine against **flu**   = Quiere la vacuna de la **gripe**
Are you allergic to **chicken** / egg =Tiene alergia al **pollo**/huevo*(vebo)*

Endocrine history= historia endocrina

Diabetes related = see in history of diabetes under 'past illness'.

Thyroid related = Ralacionado a la tiroides

Have you **lost** weight	= Há **perdido** peso
Have you **gained** weight	= Há **ganado** peso
How is your appetite	= **Como** está su apetito
Do you feel anxious	= Se siente ansioso
Do you have diarrea	= **Tiene** diarrea
Do you have **constipation**	= Tiene **estreñimiento**
Do you **sleep** well at night	= **Duerme** bién en la noche
Did you have ...	= Tenía usted...
... thyroid problem **before**	= ...problema de la tiroides **antes**
...ever had **surgery** on thyroid	= .. . há tenido **cirugia** en la tiroides
...medicine for thyroid before	= ...medicina para la tiroides antes
Do you prefer **cold** or hot room	= Prefiere un cuarto de **frio** o caliente

Miscellaneous : miscelaneos

Do you feel **tired** / dizzy	= Se siente **cansado** / mareado
Do you have headaches	= Tíene dolor de cabeza
Do you have a **vision** problem	= Tíene problema de la **vista**
Has your **skin** color changed	= Há cambiado de color su **piel**
Have you noticed	= **Há** notado
..**increased** hair on your body	=...**aumento** de cabello en su cuerpo
..any **change** in breast size	= ...algun **cambio** en sus senos
...any breast **discharge**	= ..alguna **supuración** del seno
... any **change** in voice	= ... algun **cambio** en la voz

Loss of conciousness	= Perdido de la conciencia

Was he hurt in the head	= Fue el aporreado en la cabeza
Did he ever lose conciouness...	= Perdidó el concmiiento alguna véz
...in the past	= .. en el pasado
Does he have a heart problem	= Tiene el problema del corazon
Can you hear me	= Puede usted oirme

See Suspected poisoning (Pg 50), Fever (Pg65), Seizures (Pg 73),
Syncope (Pg76)

Paediatric history = Historia pediatrica

How old is he	= Que edad tiene usted
How much is his weight	= Cuanto usted pesa
Was the delivery normal	= Fue el naciemento normal
Any problem during the birth	= Algun problema durante el nacimiento
Do you breast feed	= Amamanta usted a su bebe
How is his appetite	= Coma es el apetito
Does he sleep well	= Duerme el bien
Can he sit by himself	= Puede el sentarse solo
walk / feed / climb	= Caminar / comer / brincar
Does he cry a lot	= Llora mucho
When and for how long	= Cuando y por cuanto tiempo
What vaccines he has taken	= Que vacunar tiene
Where and when	= Donde y cuando
Do you have arecord	= Tiene usted pruebas o records
Which school does he go to	= A que escula el va
Which standard he is in	= En que nivel esta el
Any change in his behavior	= Algun cambio en su compartamiento

SPECIFIC SYMPTOM = SIMPTOMAS ESPECIFICOS

A1. **Abdominal pain** - See Pain - Pain in abdomen (Pg 70)

A2. **Angina** - see Pain - Pain in chest (Pg 69)

A3. Appetite = Apetito

Have you	= Tiene usted .....
...**loss** of appetite	= ....**pérdida** del apetito
...loss of **taste**	= ....pérdida del **sabor**
..loss of taste **for** ciggarette	= ....perdida del sabor **por** cigarrillos.
What color is your urine/ **stool**	= De qué color es su orina / **heces**
Are you **depressed**	= Está usted **deprimido**
Since when is the appetite **decreased**	
	= Desde cuando ha **perdido** el apetito
How much do you eat now	= Cuanto comé *(comae)* ahora
Have you lost any **weight**	= Há perdido **peso**

See also weight loss (Pg 78), Jaundice (Pg 67)

A4. Arthritis = Artritis

Which joints **hurt**	= Cuales articulaciones le **duelen**
When is the pain **worse**	= Cuando es el dolor **mas fuerte**
In **morning** or in evening	= En la **mañana** o en la noche
Can you do your household **work**	=Puede hacer el **trabajo** de la casa
How **old** are you	= Cuantos **años** tiene
Which joints are painfull	= **Cuales** articulaciones son dolorosas
Where did the pain **start**	= Cuando **comenzó** el dolor
Is the pain **more** in morning	= Es el dolor **peor** en la (the) mañana
...or more in the **evening**	= ... o mas en la **noche**

Any **trauma**	= ...Algun **golpe**
Any kidney problem	= Algun problema de riñon
Any **rash**	= Algun **sarpullido**
Ever received steroid	= Ha recibido esteroides
.....in the joint	= ...en la articulación
What **decreases** the pain	= Qué **alivia** el dolor
Any **swollen** joint	= Alguna articulación **inchada**
Ever **removed** water from the joint =	
	Le hán **removido** líquido de la articulación
Any headaches	= Algun dolor de cabeza

See also Backpain (Pg 71)

A5. Anorexia - See under appetite (Pg 59)

B1. Back pain - See under Pain - Pain in the back (Pg 71)
B2. Blood in sputum - see hemoptysis (Pg 66)
B3. Blood in urine - see hematuria (Pg 66)
B4. Blood in vomit - see hematemisis (Pg 66)

C1. Chest Pain - See under Pain - pain in chest (Pg 69)

C2. Cough = tos

Have you any cough	= Tiene tos
For how long have you had it	= Por cuanto tiempo la tiene
Is there any **phlegm**	= Tiene **flema**
Which color	= Qué (*kae*) color
Any **blood** in the phlegm	= Hay **sangre** en la flema
Any chest pain wtih coughing	= Dolor de pecho al toser
Any shortness of breath	= Falta de aire

Is the cough worse at **night**	= Es la tos peor en la **noche**
Have you lost any **weight**	= Ha perdido peso
Any one you know had TB	= Alguien qué usted conoce tiene TB
Did you smoke in the past	= **Ha** fumado antes
Do you have night **sweats**	= Tiene sudores en la **noche**
When was the last time	= **Cuando** fué la ultima véz
PPD test	= Prueba de la tuberculosis
Do you **cough** a lot	= **Tose** usted demasiado

See also history of Chest pain (Pg 69) and hematology and oncology (Pg 50)

C3. Constipation = Estreñimiento

Do you have regular bowel movement	= Es regular su defecación
When did you last defecate	= Cuando fué la última véz qué defecó
Are you **passing** any gas	= **Pasa** usted gás
Do you have gases	= Tiene gases
How does your vomit **smell**	= Cual es **olor** del vómito
For how long have you had it	= Por cuanto tiempo lo ha tenido
Hard stool	= Tiene heces **duras**
Do you have hemorroids	= Tiene hemorroides
Do they bleed	= Sangran
How much	= Cuanto
When did they bleed last time	= Cuando sangraron la última vez
Do you have an itch in anus	= Tiene usted comezón en el ano
Do you take laxatives **regularly**	= Toma laxantes **regularmente**

See history of Hematology and Oncology (pg 50) and Thyroid disease (Pg 57)

D1. Dementia = Demencia

What is your **name**	= Cuál es su **nombre**
What is **your** address	= Cuál es **su** dirección
Where do you live	= **Donde** vive
Tell me......	= Dígame...
.....**Where** are you now	= **Donde** se encuentra ahora
.....in **what** (which) hospital	= **En qué** hospital
.... Which State / City / floor	= Qué estado / ciudad / píso
How much is **100** minus 7	= Cuanto es **cien** menos siete
Subtract **7** form 100	= Reste **siete** de cien
What is **this** (show pen / watch)	= Qué es **esto**
What did I show you (ask after 2 minutes)	= Qué le mostré

D2. Diarrhea = Diarrea

How many times you passed stool	= **Cuantas** veces defeca usted
Are they like **water**	= Son las heces cómo **agua**
Any **mucus**	= Alguna **mucosidad**
With blood	= **Con** sangre
Any tenesmus	= Algun presión dolorosa al defecar
Have you taken any meds	= Há usted tomado alguna medicina
Did the medicine work	= Há sido efectiva la medicina
Do you have any **vomiting**	= Há estado usted **vomitando**
Any pain in the **abdomen**	= Algun dolor en el **abdomen**
Any fever	= Fiebre
Like **water**	= Parecido al **agua**
Did you have a colonoscopy	= Le hán hecho la colonoscopía

D3. Discharge = Flujo

Do you have any discharge..	= Tiene usted algun flujo ..
..from your **eye** / urethera/vagina	= ..del **ojo** /uretra/vagina
What **color**	= Qué **color**
(Vagina) Does it smell **bad**	= Huele **mal**
(Eye) Is it **sticky**	= Es **pegajoso**
(Urethera) Does it hurt to urinate	= arde al orinar

See history of Sexual illness (Pg 54)

D4. Dizziness = Mareo

Is it **continuous** or intermittent	= Es **continuo** o intermitente
Do you tend to **fall** on one side	= Tiende usted a caerse por un lado
When do you get it	= Cuando lo adquiere
Is it **worse** when you stand	= Es **peor** cuando está parado
Did you **fall down**	= Se calló usted
Did you hurt yourself	= Se lastimó
Did you lose **conciousness**	= Perdió el **conocimiento**
Do you have tinnitus	= **Tiene** tinitus
Has your hearing **decreased**	= Há **disminuido** su audición

See also Neurology history (Pg 68)

D5. Dysphagia = Disfagia

You have difficulty when you **swallow**	=Tiene dificultad al **tragar**
Where do you feel the food gets stuck	
	= **Donde** siente qué la comida se le atora
Is it to solid or liquid **food**	= Es la **comida** sólida o líquida
What is your usual **weight**	= Cuál es su **peso** usual *(usuaal)*
What was your weight **today**	= Cuál fué su peso **hoy**

Have **you lost** any weight   = Há **perdido** peso
How many **pounds**   = Cuantas **libras**
Did you ever have an **HIV** test = Ha tenido el examen del **SIDA**
Is it getting worse   = **Esta** empeorando
See history of hematology oncology (Pg 50)

E1. Ear problem = Dolencias del oído

Do you have a **ear** problem   = Tiene algun problema de **oído**
Which ear   = **Cual** oído
Has the hearing **decreased**   = Há **disminuido** la audición
Does it **hurt** in the ear   = Le **duele** el oído
Do you have ringing in the ear = **Tiene** algún sonido en el oído
Do you have ear discharge =Ha tenido alguna supuración en el oído
Did you have an ear infection =Ha tenido alguna infección en el oído
.... in the past   = ...antes
I will send you to........   = Lo enviaré..........
.... the ear specialist   = ... al especialista del oído
See history of hearing problem (Pg 65)

E2. Eye problems = Dolencias del ojo

Do you have an **eye** problem   = Tiene algun problema de **ojo**
Which eye   = **Cual** ojo
Have your **vision** decreased   = Ha disminuido su **visión**
....significantly recently   = ...mucho recientemente
Do you **see** double   = **Ve** doble
Do you see blurred   = Ve borroso
Do you use **glasses**   = Usa **lentes**
Do you have cataract/ glaucoma = **Tiene** cataratas / glaucoma
Any **itch** in the eye   = Alguna **picazón** en el ojo

Any **redness** in the eye   = Algun ojo **rojo**

F1 . Fever = fiebre

Have you had a fever   = Ha tenido usted fiebre
Do you have **night sweats**   = Tiene usted **sudores en la noche**
Do you have a **rash**   =Tiene usted **sarpullido**
Did you **go out** of the USA   =Há **salido** usted de lo Estados Unidos
Do you have a **headache**   =Tiene **dolor de cabeza**
Do you have a **cough**/ dysuria =Tiene usted **tós** / dolor al orinar
See history of cough (Pg 60), urine problem (Pg 76) and other related
topics.

H1. Hearing problem = Dolencia de audición

How old are you   = Qué edad tiene
Do you have problem **hearing** = Tiene algun problema de **audición**
Is it in one ear or both   = Es en un oido o en ambos
Which one   = Cuál
Did you have an infection   = Tuvo alguna infección
What **jobs** did you do in your life=Qué **trabajos** há hecho en su vida
Are you taking any medicatons = Está tomando alguna medicina
Do you have ringing in the ears = Tiene algun sonido en el oído
Did you have a head **injury**   = Se ha **golpeado** la cabeza
I will check your ear for **wax**   = Chequera su oído para ver si tiene
                                       serumen
You need an audiogram   = Necesita un audiograma
I will send you to the ear doctor= Lo enviaré al doctor del oído
See History of Ear problems (Pg 64)

H2. Hematemesis = Vomito con sangre

Do you have **peptic ulcer** = Há tenido **ulcera péptica**
Have you been vomiting   = Há estado vomitando
What color is the vomitus = **Qué** color es el vómito
Have you lost **weight**   = Há perdido **peso**
See history of Hematology Oncology (Pg 50), Pain Abdomen (Pg 70),
Weight loss (Pg 77).

H3 . Hematuria = Hematuria

Does it pain / hurt to urinate   = Dolor / Arde al orinar
Did you ever have stones **in the past** = Há tenido cálculos **antes**
Are you taking coumadin   = Está tomando cumadina
Blood thinner   = Disolvente de sangre
See history of Pain abdomen (Pg70), Hematology Oncology (Pg 50)
& related topics

H4. Hemoptysis = Tos con sangre

What is the color of the **sputum** = Cual es el color de la **flema**
Is it bright red or **brown**   = Es rojo vivo o **café**
Anyone you know had TB   = Alguien qué usted conoce tenía
                                    tuberculosis
See Cough (Pg 60), Fever (Pg 65), Weight loss (Pg 78).

H5 . HIV related = Relacionadas al SIDA

When and what was the result   = **Cuando y cuál** fué el resultado
Do you use drugs   = Usa drogas intravenosas
Do you share **needles**   = Comparte usted **agujas**

Are you a **homosexual**/ bisexua l = Es usted **homosexaul**/ Bisexual
Do you have sex with   = Tiene relaciones sexuales con
man / prostitutes   = **hombre** / prostituta
Did you ever receive blood transfusion
                         = Há recibido usted transfusiones sanguineas
In what **year** was that   = En qué **año** fué
What is your **T cell** count   = Cual es su número de **células T**
Did you ever have PCP pneumonia= Há tenido neumonía de PCP
Are you taking PCP prophylaxis =Está tomando profilaxis para PCP
What medications   = **Qué** medicinas
Where are you followed regularly =**Donde** está recibiendo atención
                           médica regularmente
Who is **your** doctor   = Quién es **su** médico
What **vaccines** have you taken   = Qué **vacunas** há recibido
See history of Sexual relations (Pg 54), Fever (Pg 65), Cough (Pg 60), Weight loss (Pg 77).

I1. Itching = Comezón

Do you have an itch   = Tiene usted comezón
is it **more in the night** / day   = Es **mas en la noche** / día
Does it interfere **with** your sleep= Interfiere **con** su sueño
Has your **skin** changed color   = Há cambiado de color su **piel**
See also history of Skin problem (Pg74), Jaundice (Pg 67)

J1. Jaundice = Ictericia

Do you feel **tired**   = Se siente **cansado**
Since when is your eye yellow
                         =Desde cuando tiene los ojos amarillos
What is color of you **urine**   = Cual es el color de su **orina**

What is color of your stool	=Cual es el color de sus heces fecales
Have you a **rash** or arthritis	= Tiene **sarpullido** o artritis
Have you lost your **appetite**	= Há perdido el **apetito**
Do you feel like not smoking	= Tiene ganas de no fumar
Are you taking **any** medications	= Esta tomando **alguna** medicina
Any **herbal** medicines	= Alguna medicina de **hierbas**
Do you have itching	= Tiene comenzón

L1. Loss of appetite - see anorexia (Pg 59).

L2. Loss of weight - see weight changes (Pg 77).

L3. Loss of libido - see also sexual relations (Pg 54)

L4. Loss of conciousness -see ER section (Pg 78)

L5. Loss of memory - see dementia (Pg 62)

N1. Neurology History = Historia neurologica
See history of Coma (Pg 84), Headache (Pg 72), Seizure (Pg 73), Stroke (Pg 75), Syncope (Pg 75), Vision problems (Pg 77).

P1 . Pain = dolor

Do you have pain, **now**	= Tiene usted dolor, **ahora**
Show me where is the pain	= **Muestre** donde es el dolor
How much pain do you have	= **Cuanto** dolor siente
Where did the pain start	= **Donde** le comenzó el dolor
Does it hurt anywhere else	= Le duele en algun otro lugar
Where does it pain / hurt **most**	= Donde es el dolor / duele **más**
Does the pain **come and go**	= Es en dolor qué **va y viene**
When did the pain **start**	= Cuando le **empezó** el dolor
Is the pain worse when you **move**	
	= Es el dolor peor cuando se **mueve**

What **increases** the pain	= Qué **aumenta** el dolor
What **relieves** the pain	= Qué **alivia** (alleviates) el dolor
Does it hurt when **I press** here	= Duele cuando **presiono** aquí
Is the pain **worse** in the night	= Es el dolor **peor** en la noche
Does the pain wake you up	= Lo despierta el dolor
Does the pain **move** ...	= Se **mueve** el dolor a ....
....anywhere **else**	= ....alguna **otra** parte
What kind (type) of pain it is	= Qué **tipo** de dolor es
Pressure, sharp, stabbing...	= Presión, agudo, punzante...
...aching/ burning	= ...doloroso / ardor
How often do you get it	= Cuan a menudo lo tiene
For how much **duration**(it last)	= Por cuanto **dura**
How long **do you have** this pain	=Por cuanto tiempo **tiene** este dolor
See below for individual types of pain	

P1-1 . Chest Pain = dolor (*or dolol*) de pecho
See above for general history of pain*

Do you have chest pain	= **Tiéne usted** dolor de pecho
Do you have known angina	= Sufre de angina de pecho
Did you ever have an **MI**	=Tuvo alguna véz **infarto del corazón**
When did the pain start	= **Cuando** comenzó el dolor
Where did the pain start	= **Donde** comenzó el dolor
What were you doing.......	= **Qué** estaba usted **haciendo**...
... when the pain started	= ....cuando comenzó el dolor
Did this problem occur ...	= Sucedió este problema ...
...with **exercise**	= ...con el **ejercicio**
Did the pain **radiate** anywhere	= Se **irradió** el dolor a alguna parte
Was there **associated** dizziness	= Estaba **asociado** con maréo
Was there any **sweating**/Nausea	= Había **sudor** / nausea
Are you nauseous	= Tiéne nausea

Did you vomit	= Vomitó usted
Do you have palpitation	= Tiéne usted palpitaciones
Were you **short of breath**	= Le **faltaba el aire**
Does it **hurt** when you breathe deeply	=**Le duele** al respirar profundo
Did you **put** the tablet ...	= Se **puso** la tableta....
... under the tongue	= ...debajo de la lengua
Did it **help**	= Le **ayudó**
After how many....	= **Después** de cuantos....
Minutes or seconds	= Minutos o segundos
It is possible that ...	= **Es** posible qué *(kae)* ...
You have myocardial infarction	= Usted **tuvó** un infarto al miocardio
You need cardiac **catheter**	= Usted necesita **cateter** cardíaco
Is it **related** to exertion	= Es **relacionado** al ejercicio
How many **blocks** ...	= Cuantas **cuadras**...
...could you **walk** before	= ...**podía** caminar antes
After walking how long	= Después de caminar cuanto
..do you get short of breath	= .. le falta el aire

P1-2 . Pain abdomen = Dolor de vientre
See above for general history of pain

Do you have pain in the abdomen	= **Tiene usted** dolor en el vientre
When did the pain start	= **Cuando** comenzó el dolor
Where did it start	= **Donde** comenzó
Is it **continuous** or comes and goes	= Es **continuo** o viene o se va
Does the pain radiate anywhere	= Se irradía el dolor a algun lado
Is the pain worse after eating	=Es el dolor peor después de comer
Does it **get better** with Mylanta	= Se **mejora** con Mylanta
Was there blood in the vomit	= Había sangre en el vómito
Do you have **diarrhea**	= Tiene usted **diarrea**
Are you **constipated**	= Esta usted **estreñido**/constipado
Was there any blood in the stool	= **Había** sangre en la heces

After **eating**	= Después de **comer**
... pain is **less** or more	= ...el dolor es **menos** o más
After defecation....	= **Después** de defecar....
... does the pain **decrease**	= ...**mejora** el dolor
Did you have your **appendix** removed	= Le removieron el **apéndice**
Any Nausea / Vomiting / Fever	= Alguna nausea /vómito /fiebre
Any diarrhea	= Alguna diarrea
How many times today	= Cuantas **veces** hoy
Is it relieved by passing stools	= Mejora al defecar
Any urine problem	= Algun problema urinario
Dysuria / **frequéncy**/ hematuria	= Disuria/ **frecuencia** / hematuria
Does it hurt when I press here	= Le duele cuando le palpo aquí
Are you moving your bowel regularly	= Es regular su evacuación
When was your last bowel movement	
	=Cuándo tuvo su última evacuacion

See also history of Constipatio (Pg 61), Diarrhea(Pg 62), Weight loss (Pg78)

P1- 3 . Backpain = dolor de espalda

See above for general history of pain*

How did the pain start	= **Cómo** comenzó el dolor
What were you doing...	= Qué estaba **haciendo**...
.. when the pain started	= ..cuando comenzó el dolor
Where did the pain start	= **Donde** comenzó el dolor
Does the pain radiate	= Se irradía el dolor
What **increases** the pain	= Qué **aumenta** el dolor
What **relieves** the pain	= Qué **alivia** el dolor
How is your sexual function	= Cómo funciona sexualmente
Any muscle **weakness**	= Alguna **debilidad** muscular
Any dysuria/burning micturition	= Algún disuria / ardor al orinar
Any trauma	= Algún trauma

72

Diarrhea, conjunctivitis = Diarrea, conjuntivitis
Past **profession** = **Empleo** anterior
Show me your **back** = Muéstreme su **espalda**
Did you **lift** anything heavy = **Levantó** algo pesado (with weight)
is it the **first time** you have had it =Es la **primera véz** qué lo tuvo
My back **hurts** = Me **duele** la espada

P1-4 . Headache = dolor de cabeza
See above for general history of pain.

Does your **head** hurt = Le duele la **cabeza**
My head hurts = **Me** duele la cabeza
Do you have headache = Sufre usted de dolores de cabeza
Is it severe = Son severos
Have you had a **seizure** = Ha sufrido usted **ataqués**
Does **bright light** bother you = Le molesta a usted la **luz fuerte**
Do you have migraine = Tiene migraña
Do you see flashes of light = Ve paso de luces
Is the headache only on one side = Es el dolor de cabeza cn un lado
Anyone in your family = Alguien en la familia
... has migraine = ... tiene migraña
Do you have a **rash** = Tiene usted **sarpullido**
Anyone you know had meningitis
                        =Alguien qué conoce tuvo meningitis
Do you feel **difficulty in cordination**
                =Tiene usted **difficultad para la coordinacion**
Do you have **blurred** vision = Tiene usted la visión **borrosa**
Do you have trouble seeing = Tiene problema para ver
Which **eye** = Cual **ojo**
Do you see double = Ve doble
Have you had a head injury = Ha tenido golpes en la cabeza

P2. Palpitations = Palpitaciones

For how long do you have them= Por cuanto **tiempo** las tiene
Do they come suddenly   = Vienen de repente
Any chest pain   = Algun dolor de pecho
Do you have...   = **Tiene usted**...
...a **thyroid** problem   = ...un problema de la **tiroides**
HTN / Angina   = Hipertensión / angina
See history of Chest pain (Pg 69), Shortness of breath (Pg 74) and
Thyroid problem (Pg 57)

P3. PPD test = Prueba de tuberculosis en la piel

When was the last PPD test done
         = Cuando fué la última prueba de la tuberculosis hecha
When and where   = Cuando y donde
Was it positive or negative   = Fué positiva o negativa
Did you receive any **treatment** = Recibió algun **tratamiento**
For how long   = Por cuanto tiempo
Did you ever have an HIV test = Ha tenido usted la prueba del SIDA
See history of Cough (Pg 60), Fever (Pg 65), HIV (Pg 66)

S1 . Seizure disorder = convulsiones

When did you have...   = Cuando tuvo....
..seizure last time   = ...convulciones la última véz
Anyone withness the seizure   = Alguien vió las convulsiones
What medicines are you on   = En qué medicinas está
Did you hurt yourself   = Se lastimó
Do you feel unusual ....   = Se siente extraño
...just before the seizure   = .. **Justo después de la convulsión**

Di you pass urine / stool...   = Se orinó / defecó...
....with the seizure   = ... con las convulsiones
Did you bite your tongue   = Se mordió la lengua
Lost **conciousness** any time   = Perdió **conocimiento** alguna véz
Any tests done in the past   = Alguna prueba hecha en el pasado
Where are you followed   = Donde lo siguen
See also neurology history (Pg68)

S2 . Shortness of breath = Falta de aire

Do you have shortness of breath = Le falta el aire
Is it more with inspiration/expiration = Es más con la inspiración
Can you **lie** flat   = Se puede **acostar** completamente
How many **pillows** you have to use = Cuantas **almohadas** usa
Do you fel better sitting up   = Se siente mejor al sentarse
Do you have a **wheeze**   = Tiene **sibilancias**
Has your voice changed recently= Há cambiado su vóz últimantente
When did it start   = **Cuando** empezó
Was it sudden or slow   = Fué de repente o despacio
Did you have similar attacks before= Tuvo ataqués parecidos antes
Short of breath / dyspnea   = Falta de aire / Falta la respiración
Do you have to get up at night ..   = Se tiene qué levantar en la noche
..because of shortness of breath   = ..debido a la falta de aire
Do you have swelling of the legs   = Tiene inchazón de piernas
When is it worse   = Cuando es más
See history of chest pain (Pg 69) and asthma (Pg 44)

S3. Skin problem = Problemas de la piel

Do you have a **skin** problem   = Tiene problema en la **piel**
Do you have a rash /hive / **boil** =Tiene sarpullido/picazón/**quémazón**

Does your skin itch	= Tiene picazón en la piel
Any swelling or **lump**	= Alguna inchazón o **masa**
Any mole that....	= Alguna mancha qué
..... has changed	= .. Haya cambiado
....has **started** to itch	= ... haya **comenzado** a cambiar
...has started to bleed	= ...haya comenzado a sangrer
Have you changed your ...	= Ha cambiado su..
...cosmetics/ **soap** / perfume	= cosmético / **jabón** / perfume
Do you **use** any cream on skin	= **Usa** alguna crema en la piel

S4. Stroke = Stroke

Did you have a stroke in the **past**	= Ha tenido un stroke en el **pasado**
Which side was **effected**	= Qué parte fué **afectada**
When	= Cuando
How much did it recover	= **Cuanto** se recobró
Do you have any...	= Tiene alguna...
....transient weakness/ blindness	= debilidad transiente / ceguera
...transient loss of	= perdida transiente del
speech / memory / vision	= habla / memoria / visión
Did you lose your **speech**	= Perdió su **vóz**
Which side of the body lost **power**	
	= Qué parte del cuerpo perdió **fuerza**
Can you **walk**	= Puede **caminar**
Can you do your household chores	
	= Puede hacer los quehaceres de la casa
Do you need any help **at home**	= Necesita ayuda **en la casa**
Do you **go** to physical therapy	= **Va** a terapia física

See also Neurology History (Pg 68).

S5. Syncope = Síncope

Do you have **syncope**   = Tiene **síncope**
Did you **lose** conciousness   = **Perdió** el conocimiento
When did you have syncope   = **Cuando** tuvo síncope
...for the **first** time   = ... la **primera** véz
How many times in the last ...   = Cuantas veces en los últimos
...one week / **month** / year   = .. una semana / **més** / año
See neurology history (Pg 68), Stroke (Pg 75).

U1 . Urine symptoms = Simptomas urinarios

How many **times** in the day   = Cuantas **veces** al día
How many times at night   = **Cuantas** veces en la noche
How much urine every time   = **Cuanto** orina cada véz
Any pain or burning   = Algun dolor or ardor
Do you drink a **lot of water**   = Toma **mucha agua**
How is **your appetite**   = Cómo esta **su apetito**
Did you ever have (any time)..   = Tuvo alguna véz...
...urine **infection**   = ...**Infección** urinaria
Any prostate problem   = Algun problema de la próstata
Does it take long (time) to **start** the urination
                    =Toma mucho tiempo para **comenzar** a orinar
Is the urine stream **weak**   = Es el chorro de orina **débil**
Do you pass urine when you **laugh**= Suelta orina cuando se **ríe**
Do you have troble   = Tiene problema
Controlling urination   = Para **controlar** la orina
See history of hematuria (Pg 66)

V1. Vertigo = Vertigo

Do you have trouble	= Tiene problema...
....keeping your balance	= ...para mantener el equilibrio
Is it **worse** in the dark	= Es **peor** en la oscuridad
Do you have an ear problem	= Tiene problema de oído
Did you have a fall	= Se cayó
Do you feel the room **spinning**	= Siente qué el cuarto **gíra**
Do you have nausea / **vomiting**	= Tiene nausea / **vómito**

See the history of stroke (Pg 75), Ear problem (Pg 64)

V2. Vision problems = Problemas visuales

Has your **vision** decreased	= Há disminuido su **vision**
Is it from one eye or both	= Es de un ojo o ambos
Which one	= Cual
Is it **worse** in the day	= Es **peor** en el día
Do you get pain in the **eye**	= Le dá dolor en los **ojos**
Any injury to the eye	= Alguna lesión al ojo
When did you **see** the eye doctor	= Cuando vió al doctor

See history of diabetes (Pg 44).

V3. Vomiting = Vomito

When did the vomiting start	= Cuando comenzó el vómito
When was the **first** vomit	= Cuando fué el **primer** vómito
When was the **last** vomit	= Cuando fué el último vómito
How many **times** did you vomit	= Cuantas **veces** há vomitado
Was there any blood in the vomitus	= Había sangre en el vómito
Do you have any **diarrhea**	= Tiene **diarrea**

Anyone who **ate with** you have it
= Alguien qué **comió con** usted la tuvo
See Constipation (Pg61), Diarrhea (Pg 62), Pain abdomen (Pg 70)

W1. Weight changes = Cambio de peso

Have you gained **weight**	= Há subido de **peso**
Have you lost weight	= Há bajado de peso
Are you on a diet	= Está a dieta
...trying to **lose** weight	= ..para **perder** peso
Have you been trying	= Ha estado tratando
... to lose weight	= ..de perder peso
...to **gain** weight	= ...de **ganar** peso
What was your weight	= Cuál era su peso
...**six** months ago	= .. hace **seis** meses
..one **year** ago	= ...hace un **año**

SPECIAL CIRCUMSTANCES

In the Emergency Room : See Asthma (Pg 44), Abdominal pain (Pg 70), Back pain (Pg 71), Chest pain (Pg 69), Coma (Pg 58), Hematuria (Pg 66), Shortness of breath (Pg 74), Seizures (Pg 74), Stroke (Pg 75), Suspected poisoning (Pg 50), Syncope (Pg 76), Vomiting (Pg 77).

In the paediatric department : See page 58

In Psychiatry Emergency room : See page 54.

In the Labor Room : See Obstetric and Gynaecology history (Pg 51).

Physical Examination = Examen fisico

Come in	= Pase
Sit up	= Siéntese / derecho
Sit down	= Siéntese
Lie down	= Acuéstese
Relax	= relájese
Get up	= Párese / leuartese
Stand up	= Párese
Look **up**	= Mire hacia **arriba**
Look **down**	= Mire hacia **abajo**
Bend over	= **Agáchese**
Go in	= Pase
Take off your clothes please...	= Quítese la ropa por favor
..and put this gown on	= ...y póngase esta gabacha
Breath deeply	= **Respire** profundo
Inhale	= Para adentro / aspire
Exhale	= Para afuera / Exhale
Hold your breath	= **Mantenga** la respiración
Cough(You)	= Tosa (e.f. cough = tos)
Again (another **time**)	= Otra **véz**
Turn around	= Volteese
Turn over on **your belly**	= Volteese sobre **su vientre**
Lie on your stomach	= Acuéstese boca abajo
Lie on your back	= Acuéstese boca arriba
Do not move	= No se mueva
Pop out your **tongue**	= Saqué la **lengua**
Lie on your belly	= **Acuéstese** boca abajo
Open your mouth	= **Abra** la boca
Swallow this water	= **Trague** se esta agua

Swallow some saliva	= Trague saliva
Swallow your saliva	= Trague su saliva
Do you feel	= Siente usted
Squéeze my **fingers**	= Apriete mis **dedos**
Put your glasses on	= Póngase los anteojos
Show me where	= **Muéstreme** donde
Move your **right** arm/leg	= Mueva su brazo/pierna **derecha**
Move your **left** arm/leg	= Mueva su brazo/pierna **izquierda**
Press this	= Apriete esto
Show me your **teeth**	= Muéstreme sus **dientes**
Do you feel pain here	= Siente dolor aquí
Can you feel this	= Puede usted sentir esto (this)
Move your **leg / arm**	= Mueva su **pierna / brazo**
Right / Left	= Derecho / izquierdo
Touch the part	= **Tóquése** el lugar
Show me your tongue	= Muéstreme su lengua
Stick out your tongue	= Saqué la lengua
Show me your back	= Muéstreme su espalda
Turn to the right	= **Voltees**e a la derecha
Take off your clothes...	= **Quítese** la ropa..
..**and** wear this gown	= ...**y** vista esta bata
Undress and put this on	= Desvistase y pongase esto
Close your eyes tightly	= **Cierre** sus ojos fuertemente

Labratory = Laboratorios

You need to give a blood test = **Necesita** dar una muestra de sangre
We need a urine sample = **Necesitamos** una muestra de orina
You ned a PAP smear = Usted necesita un papanicolao
You need an X ray = Usted necesita una radiografía
We are going to take blood = Vamos a sacarle sangre

Procedures = Procedimientos

We need to **insert** this tube = Necesitamos **insertar** este tubo
You need an operation = Usted necesita una operación
It is necessary to operate = Es neceasario operar
Nothing **by** mouth = Nada **por** boca
You can **eat** now = Usted puede **comer** ahora
It is not possible... = No es posible...
...to treat it with medicines = ... tratar eso con medicinas
Was it painful = Fué doloroso

Patient's quéstions = Preguntas de los pacientes

When do I come back = Cuando regreso
Where do I **take** the Xray = Donde me **tomo** la radiografía
When do I take the medicines = Cuando tomo la medicina
When do I take these tablets = Cuando tomo estas tabletas
I feel **really** bad = Me siento **realmente** mál
This tablet **is for what** = Esta tableta **es para qué**
Will it **hurt** = Va a **doler**
Will you put me to **sleep** = Me pondrá a **dormir**
What was the **report** = Cual fué el **reporte**
What time is the operation = A qué hora es la operación

Concluding the visit = Concluyendo la visita

All right	= Muy bién
You are doing **fine**	= Usted está **bién**
You can go **home**	= Usted puede irse a **la casa**
Today	= Hoy
I don't know	= No sé
It is **serious**	= Eso es **serio**
We need to admit you...	= Necesitamos admitirle....
.. **for** observation	= ..**para** observación
You must get admitted	= Usted debe ser admitido
You need an operation	= Necesita una operación
This **is** your prescription	= Esta **es** su receta
Which pharmacy do you go to	= A qué farmacia va
Go to the pharmacy	= **Vaya** a la farmacia
I have no medical **samples**	= No tengo **muestras** médicas
Come back in 1 **week**	= Regrese en una **semana**
Take **this** medicine	= Tome **esta** medicina
Three **times** in a day	= Tres **veces** al día
Before sleeping	= **Antes** de dormir
Bring all your medicines...	= **Traiga** todas sus medicinas...
... next time	= ...la próxima véz
Do you get any home **help**	= Recive alguna **ayuda** en la casa
How many hours daily	= **Cuantas** horas diarias
Can you **cook** for yourself	= Puede **concinar** por si misma
Who does shopping for you	= Quién le hace las compras
Do you want to be vaccinated	= Desea ser vacunado
You are taking **more** medicines than required	
	=Usted esta tomando **más** medicinas de las requéridas
Your blood is too **thin**	= Su sangre está muy **dalgada**
all blood tests are ok	= Todos los exámenes de sangre están bién
It is possible	= Es posible

You have	= **Tiene**
See your doctor tomorrow	= **Vea** su doctor mañana
You have to wait ...	= Tiene qué esperar ...
...**for** the result	= ...**por** el resultado
You should eat **less**	= Debería comer **menos**
You **call**	= Usted **llame**
Give a blood test	= **Dé** una muestra de sangre
This **morning**	= Esta **mañana**
You have a an **infection**	= Tiene una **infección**
You understand	= Comprende
You can leave now	= Puede salir ahora
Do you want to ask me any question	= Quiere **preguntarme** algo
See you later	= **Hasta la vista** (see)
Thank you very much	= Muchas gracias
Don't mention it	= No hay de qué
Your (blood) pressure is **high**	= Su presión esta **alta**
you have **lice**	= Tiene **piojos**
We will admit you	= La admitiremos
discharge today	= De alta hoy
Tell me	= Dígame
I have to take some blood	= Necesito tomar una muestra de sangre
Do you want **to go** home	= Quiere **ir a la** casa
You may go home **now**	= Puede irse a la casa **ahora**
Come to clinic in one week	= Venga a la clínica en una samana
...to follow the blood test result	= ..para ver resultado de sangre
Good luck	= Buena suerte
Bye Bye	= Adios

Add here :

Add here :

From The Author

of

'Arterial Blood Gas Analysis
Made Easy'